JN084116

改訂10版

美容のヒフ科学

元東邦大学教授 安田利顕 著
元東邦大学客員教授 漆畑 修 改訂

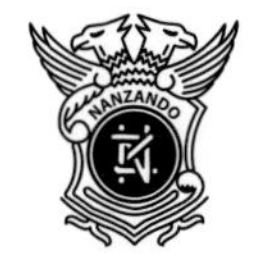

南 山 堂

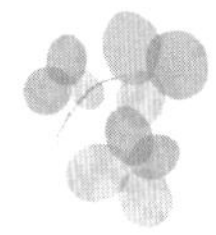

改訂 10 版の序

本書は半世紀以上前の 1965 年，故安田利顕先生が，近年の美容皮膚科ブームを見越したかのように，美容や化粧品の世界にも「皮膚科学の目」が必要であることを提唱し，上梓されました．その後，美容皮膚科のバイブルとして読者の支持を得て，版を重ねてきました．

1997 年の改訂 7 版からは，安田先生から直接指導を受けた漆畑が改訂を引き継ぎ，改訂 8 版（2002 年），9 版（2010 年）と美容皮膚科の発展に合わせた新しい内容に改訂してきました．しかし，前回の改訂から 10 年が経ち，内容も古くなったため，ほぼすべてを書き換えることにしました．

本書が「美容皮膚科の入門書」として，美容皮膚科を始めようと考えている医師，美容関連の仕事に携わる美容師および理容師，エステティシャン，ネイリスト，アイリスト，化粧品関係者，そして美容皮膚科に関心のある一般の方々の役に立てば幸いです．

今回の改訂にあたり，専門分野の最新情報でご協力いただいた東京農工大学の西山敏夫名誉教授，佐伯栄養専門学校校長の山﨑大治先生，湘南藤沢形成外科クリニック R 総院長の山下理絵先生，コンテス化粧品の高橋祐介様に，心より御礼申し上げます．

また，今回は一般の方々にも読みやすいように，内容はもちろん，統一のとれた構成と文章へと全面的に書き換えました．これらに多大なご協力をいただきましたヨシモト新企画に，心より御礼申し上げます．最後に，コロナ禍の下，大変な大改訂作業を辛抱強くサポートいただきました南山堂の高見沢恵氏に深謝いたします．

2021 年 3 月

漆畑　修

初版の序　わたしと美容

私が美容関係のことにタッチしてから，かれこれ 20 年近い年月が経ってしまった．その偶然の機会は，朝日新聞の学会余滴に「ヒフ科と美容」という短文を書いたことにはじまっているようである．そのなかで，私は美容に関係している人々と，ヒフ科の専門医の立場で膝をつき合わせて話してみたいという主旨を書いた．戦後のことである．

それをみて，はじめに話をもちこまれたのはピアスの阪本政弘社長であった．当時新しい化粧品会社をつくって業界にのりだしてきた頃のことである．もちろん，私の考えに賛成してのことであった．ところが会ってみると偶然にも私の中学（鹿児島一中）の先輩であったし，私が入学したときに，一高を受験して合格した秀才である記憶もよみがえってきた．その上，小学時代にも因縁があることまでわかってきた．以来，今日まで業務を離れて，個人的な附合いがつづいている．それが，私の希望を入れてくれて，わが国にカバー・マークを輸入してくれる結果になったのである．

次に，私を美容の仕事にひき入れてくれたのは，朝日新聞であった．なぜ私が呼ばれたかは忘れたが，「アサヒ相談室」の 1 つとして「美容」をだすことになったので，加わってくれというのである．そのとき会ったのが，三越化粧品部長の細田文一郎氏と松屋美容室の牛山喜久子女史であった．この「美容」は今考えてもよい本であったと信じている．しかし，何の理由か知らないままに，今は絶版となってしまった．それを残念に思って，細田君と共著でだしたのが，前の「美容の科学」である．

そうこうしているうちに，美容関係の人と多くの知合いになったが，なかにはいつとはなしに縁遠くなっていった人も少なくない．そのなかで，大乗的立場にたって，美容について今日まで語り合ってきた人にジュジュの延原専務がいる．今でも，業界のために働いている人である．この延原氏と細田君の 2

人は，美容にタッチしている私に，いろいろ進言をしてくれた人である．

その１つは，どこの化粧品会社とも顧問的な立場をとってはいけないというのである．それは，色がついたら，美容に関して，とくに化粧品について，ざっくばらんなことをいえなくなるし，また，いっても人々が，その意見をきいてくれなくなるからというのである．これほど有難いと思った忠告を経験したことがない．その間，正しいことをいって，化粧品関係の人々に，文句をつけられたこともしばしばあった．

しかし，その間に考えたことは，美容界で余りに正しい知識が知られずに，いろいろのことが語られているということである．営業的な PR のために，技術者の正論が無視されていることを知る機会も少なくなかった．しかも，化粧品を使っている消費者は，クリームの種類，その本質，正しい使い方も知らずに，買っているにすぎないこともよくわかってきた．そういうなかから，私が考えたヒフのキャッチ・フレーズは，「ヒフは生きている」ということである．つまり，ヒフは生きているために，使った化粧品にふきげんになったり，怒ったりすることもある．それにつかれると，しなびてくる．生きているのだから，化粧品をヒフにぬることは，板べいに，ペンキをぬるのとちがっているというわけである．

そういう考えから，もっとヒフについて，あるいは美容についての正しい知識をもってもらいたいと思って書いたのが，この本である．ヒフの正しい知識は，ヒフ科医にきくべきものであって，美容師，化粧品屋にきくべきものでないことを知って，この本を読んでいただきたいと考えるのである．

1965 年 6 月

安田利顕

Contents

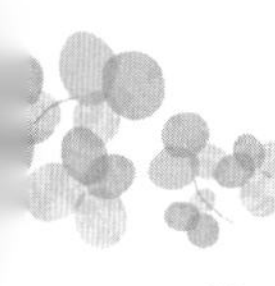

はじめに

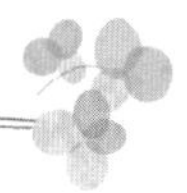

1 美容皮膚科とは

「美容」とは，**表**のように定義・分類されている．「美容皮膚科学」とは，皮膚（頭髪，爪も含む）の老化や醜形に対する予防や療法に関する学問分野であり，これを取り入れた医療を行う診療科を「美容皮膚科」と呼び，患者自身の精神的苦悩を軽減させ，社会生活をより円滑に送れるようにするものである（漆畑修：美容皮膚科学総論．美容皮膚科プラクティス 1999．南山堂）．

美容皮膚科で扱う治療法は，化粧品やサプリメントを用いるものから高度な技術とリスクを伴う手技まで，下記のようにさまざまな方法がある．

- サプリメントを用いたスキンケア
- 化粧品や薬用化粧品を用いたスキンケア
- セラピーメイク（メディカルメイク）
- エステティック
- リラクゼーション（アロマテラピー，タラソテラピー）
- 医薬品を用いたスキンキュア
- トレチノイン療法
- ケミカルピーリング
- 経皮導入法（イオン導入，電子穿孔，超音波穿孔，メソテラピー）
- 注入・注射治療（ヒアルロン酸，ボツリヌス毒素など）
- IPL 治療（フラッシュランプ，フォトフェイシャル）
- レーザー治療
- 高周波・超音波（高密度焦点式）治療
- 再生医療（自己多血小板血漿，線維芽細胞）
- 育毛・植毛

表　美容の定義と分類

美容の分類と美容皮膚科の位置づけ（漆畑）	
美容（狭義）	メークアップ（化粧） ヘアスタイリング（頭髪美容）
ソワン・エステティック	スキンケア（美顔術，全身美容，除毛） プロポーションケア（痩身美容） ネイルケア フットケア リラクゼーション（アロマテラピー，タラソテラピー，マッサージ）
メディカル・エステティック	スキンケア（美顔術，全身美容，除毛） プロポーションケア（痩身美容） ネイルケア フットケア デピレーション（永久脱毛） デンタルエステティック リラクゼーション（アロマテラピー，タラソテラピー，マッサージ）
美容医療	美容皮膚科（皮膚科的な容姿づくり） 美容外科（外科的な容姿づくり） 美容歯科（審美歯科）

（漆畑　修：美容皮膚科プラクティス．p.8，南山堂，1999）

美容皮膚科におけるスキンケアとは，皮膚の老化を予防し，皮膚の若さを保ち，美しい素肌づくりをすることである．したがって，スキンケア製品の正しい選び方や正しい使い方，生活指導，食事指導，心のケア，セラピーメイクなどの指導が必要となる．

また，美容皮膚科で行う治療法には，治療効果とそれに伴うダウンタイム，治療のリスク，治療時間，治療回数，治療費用などのさまざまなファクターが絡み合う．患者一人ひとり，あるいは医療機関，医師，スタッフのニーズや事情，能力などを考慮しながら，慎重に選択していくことが重要である．

2 美容皮膚科の歴史

わが国において，ドクターズコスメやアンチエイジング医学とともに発展してきた美容皮膚科だが，その芽生えは1960年前後とされる．しかし，2008年に，医療機関の看板に掲げてもよい標榜科として「美容皮膚科」が厚生労働省から承認されるまでには，長い年月が費やされた．

主な流れを 10 年ごとに時系列でまとめたものを下記に示す．

1950 年代─化粧品トラブルの後始末

第二次世界大戦後，戦時中におさえられていたメイクアップ（化粧）やヘアスタイリング（頭髪美容）への関心が高まるが，当時の粗悪な国産化粧品による皮膚トラブルや未熟な技術による頭髪・頭皮トラブルが多発する．皮膚科医（当時は皮膚泌尿器科医）は，皮膚トラブルの後始末をする結果となり，美容に対してネガティブなイメージが定着する．

1960 年代─美容に注目する皮膚科医が登場

皮膚科医である中村敏郎（東京女子医科大学教授）は，美容学校の校長を兼務し，美容師に皮膚科学の必要性を説く．また，本書の著者でもある安田利顕（東邦大学教授）は，スキンケアや化粧品にも皮膚科学的な視点が必要であると主張し，1965 年に美容師や一般消費者に向けて「美容のヒフ科学」を上梓する．

1970 年代─形成外科の独立が美容への関心を生む

大学の講座や病院の診療科として，「形成外科」が独立したことが転機となり，形成外科医によって美容医療の診療や研究が本格的に開始される．それに伴い，皮膚科医の中の美容アレルギーも解消され始め，美容皮膚科に取り組み始める医師が出てくる．

1980 年代─エステティックの登場

電気脱毛や痩身美容などのエステティックが登場するが，資格制度も業界団体もなかったため，未熟な技術者による皮膚障害が相次ぐ．電気脱毛需要に着目した医師による医療脱毛クリニックも台頭し始め，エステ業界も皮膚科医に正しいエステティック指導を仰ぐようになる．皮膚科医による美容皮膚科の診療・研究も始まり，1987 年に本書の著者である安田利顕と漆畑修により，日本美容皮膚科学会の前身である「日本美容皮膚科研究会」が発足する．

1990 年代―米国皮膚科学会による美容皮膚科重視施策

米国皮膚科学会が美容皮膚科重視施策を発表し，大学病院の日常診療で美容皮膚科的療法が導入されるようになったことに影響を受け，わが国でもようやく美容皮膚科がサイエンスとして確立され，1994 年には日本美容皮膚科研究会から移行した「日本美容皮膚科学会」が発足．一方で，化粧品メーカーでもスキンケアの基礎研究が盛んに行われるようになる．

2000 年代―美容皮膚科ブームの到来

ドクターズコスメの氾濫とアンチエイジング・ブームの波に乗って，美容皮膚科外来の開設が相次ぐ．情報社会になり，経済的に余裕のあるシニア層の美容医療に対する心理的な抵抗感が薄れ，関心が高まる．2007 年に日本皮膚科学会が「美容皮膚科・レーザー指導専門医」の制度を導入し，2008 年には「美容皮膚科」が標榜科として厚生労働省から承認される．

2010 年代―美容皮膚科の爛熟期

わが国の少子高齢化は急速に進み，シニア層だけでなくすべての年齢層で美容皮膚科の需要が増加した．2000 年代に急増した美容皮膚科学会会員数は 2,000 名に達し，美容皮膚科や美容外科を標榜する診療所は増加傾向を示した．また，女性の医師国家試験合格率は 1/3（2001 年～）と増加し，皮膚科診療所の女性医師の割合も 39.6%となり，美容皮膚科を目指す女性医師も増加傾向となる．

2020 年代―患者獲得のための競争の時代？

ここ最近の美容皮膚科の治療は，テレビや SNS などマスメディアによる情報発信がきっかけとなった 20 歳代の「医療脱毛」が増え，「全身脱毛」という新たな経営戦略を打ち立てているクリニックも多い．また，加齢に伴うシミの治療の需要は継続的に高く，2020 年以降は，人口の半分が 50 代以上となるため，今後も美容皮膚科の柱になっていくと考えられる．

2008 年 4 月 1 日に，「美容皮膚科」が標榜科として承認後，保険診療を主にしていた皮膚科でも，美容の自費診療を導入する施設が増えている．また，標榜科は表示制限がないため，皮膚科，形成外科，美容外科以外の施設でも，「美容皮膚科」の診療や治療が行われている．他科の医師らの自費診療への参入が増えている現状からも，今後の美容医療の市場競争は一段と厳しくなっていくことが予想される．この競争は，すでに都市部だけでなく郊外へも波及し始めている．今後，美容皮膚科の診療を始めようとしている医師は，知識と技術の向上とともに，受診する患者層のニーズにあった施設づくりも必要となるであろう．

3 美容皮膚科医療の問題点，今後の課題

大学病院の皮膚科における美容皮膚科医療と，美容クリニックにおける診療とでは諸事情が異なるが，共通の問題点もある．美容皮膚科医療では，現在の治療に少しでも満足できないときや，他院の新しい治療情報を知った場合，すぐにドクターショッピングをする患者が少なくないのが現状である．また，美容皮膚科医療は治療効果に対する患者の期待度が高いため，期待に反したときのクレームも大きくなる．

患者や顧客中心のサービスを向上させるためには，常に新しいアイテムの導入を心がける必要があるが，最新の施術や治療法，機器の導入には，常にリスクと高額な設備投資を覚悟しなければならない．

いずれにしても，これから美容に携わろうという人たちは，医師だけでなく，美容師や理容師，エステティックサロンやネイルサロンの施術者，化粧品関係者など，いかなる職種であっても，本書で解説する美容皮膚科学の基礎知識を身につけておくことをすすめたい．

Section 1

皮膚の知識

1 美しい皮膚

1 皮膚は生きている

現代は肌の状態に関心が高い人が多く，スキンケアに熱心な人も多い．しかし，その関心は皮膚の表面のことにとどまり，皮膚も身体の一部であり，生きた存在だということが忘れられがちである．皮膚は，心臓や肺などと同じように複雑な仕組みをもち，体を健康に保つ上で重要な働きをする臓器のひとつである．実際に，皮膚は人体において最も大きな臓器で，すべての皮膚を平らに伸ばすと，その面積は大人で平均約 16,000 cm^2 といわれる*．重さは体重の約 8%（体重 50 kg の場合，約 4 kg）である．

ただし，手の甲をつまみあげてみればわかるように，皮膚は非常に薄い．厚さは平均 2 mm（皮下組織をのぞく，表皮と真皮の厚さ）で，最も薄いまぶたの皮膚などは薄紙にふれるようである．私たちの身体の表面はこの薄い 1 枚の「皮」ですっぽりと包まれているわけだが，身につける衣服などとは異なり，独立したものではない．皮膚は全身の臓器と密接に関連して生きている臓器であることを忘れてはならない．

皮膚は，直接外界に接しているため，物理的・化学的なさまざまな刺激で傷つけられているが，強靱なバリア機能で身体を守っている．バリア機能は生きた皮膚の細胞によってもたらされ，それが十分に機能するには全身の臓器のバックアップ体制が健康でなくてはならない．したがって，全身が健康でなければ，

＊体表面積：(cm^2) = (体重 kg)0.425 × (身長 cm)0.725 × 71.84

生き生きとしたハリのある美しい皮膚にはならない．このとき頼りになる医学知識が「美容皮膚科学」と呼ばれるものである．

2 美しい皮膚の条件

a. 美しい皮膚とは

皮膚は露出しているため，自分からも他人からも目にとまる．特に，顔の皮膚は注目されやすいが，ここでいう「美しい皮膚」とは，化粧品で美しくみせた皮膚ではない．

「美しい皮膚」の条件としては，次のような事項があげられる．

① 透明感がある．

② 肌のキメが細かい．

③ 血行がよく温かい．

④ 滑らかで潤いがある．

⑤ ハリや弾力がある．

⑥ やわらかく抵抗感を感じない．

⑦ 皮膚トラブルがない．

つまり「美しい皮膚」とは「健康な皮膚」のことである．

b. 皮膚の抵抗力と再生力

皮膚はたえず外界にさらされているため，ちょっとした油断で荒れたり，傷ついたりする．一方，皮膚は身体を保護する役目も担っているため，少しぐらいの刺激でも傷つけられることがないように抵抗力をもっている．つまり，皮膚の健康は**皮膚の抵抗力**によって保たれていることになる．

若いうちは皮膚が荒れていても再生力が強く，一晩ゆっくり寝れば翌朝には潤いのある健康的な肌に戻る．また，ヤケドや外傷で皮膚に傷をつくっても，1～2 週間で治ることが多い．これらの働きを**皮膚の再生力**という．しかし，歳をとるにつれて抵抗力と再生力が弱まってくる．抵抗力や再生力にも限度があり，皮膚の健康に無頓着でいると，次第に肌荒れが目立つようになり，ついには炎症などの皮膚トラブルが起こってしまう．「皮膚を休める」という表現があるが，それは皮膚の抵抗力の回復が目的である．

また，「皮膚が不安定になっている」あるいは「敏感肌」などという表現があるが，これは寝不足や過労，ストレスなど身体の変調のため，皮膚が過敏になっていることである．敏感肌の状態になると，健康な皮膚ならなんでもないわずかな刺激でも荒れやすい．季節の変わり目や月経直前，あるいは更年期の皮膚は，一般的に不安定になる．

c. 皮膚の健康――皮膚のインナーケア――

美しい皮膚を保つためには，皮膚の表面からのスキンケアに加えて，体の内側から働きかける**インナーケア**も大切である．その考え方を正しく実践するには皮膚科学に基づいた医学的知識が必要だが，覚えておくべきポイントとしては，次の 4 つがあげられる．

① **皮膚の栄養**は食物のみから補われるもので，化粧品から与えられるものではない．

② 皮膚と内臓の働きは相関しており，全身を健康に保つことが大切である．

③ 皮膚の健康は，血液循環が良好か否かで左右される．

④ 皮膚と神経は発生学的に密接な関係があり，精神状態を健全に保つことが大切である．

2 皮膚の構造

皮膚は表面から，**表皮**，**真皮**，**皮下組織**の 3 つに区別されている．**毛髪**(毛)，**爪**，**皮脂腺**，**汗腺**などは表皮が形をかえたものであり，一括して**皮膚付属器**と呼ばれ，それぞれ表皮と連絡している（**図 1-1**）．そのため，皮膚付属器は「表皮の変形物」といい換えられる．

一般的に，「美しい皮膚」とは，皮膚の表面だけをみているものであり，実際には皮膚の内部，つまり，表皮や真皮，皮下組織，皮膚付属器までみることはできない．したがって，美容上の問題と捉えられることの多くは，皮膚の表面においてのものといえる．しかし，皮膚の表面の性状は表皮や真皮，皮膚付

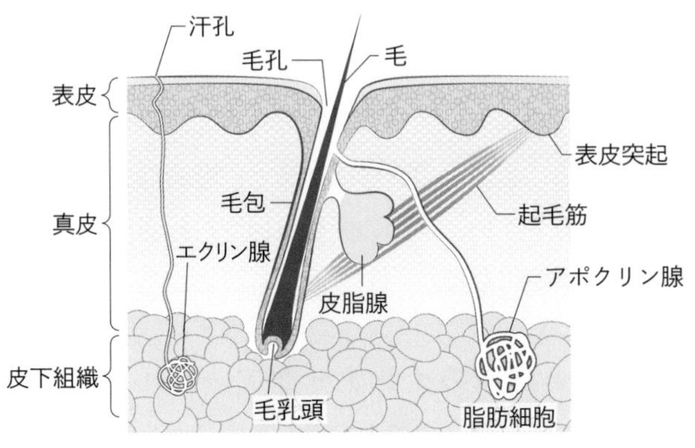

図 1-1　皮膚の断面の模型

属器などに密接に関連していることから，「美しい皮膚」を考えるとき，皮膚の表面だけではなく皮膚の構造全体を理解することが大切である．

1 皮膚の表面

a. キメの細かい肌と粗い肌

皮膚の表面が滑らかであっても，それはさわったときの感覚にすぎない．例えば，拡大鏡などを使って皮膚の表面を観察すると，皮膚の表面も凸凹していることがわかる．

そして，網目状に細かい溝が走っていることもわかる．これを**皮溝**と呼んでいる．皮溝に囲まれ，菱形あるいは四角形に皮膚が盛り上がっているところは**皮丘**といい，皮溝が広く深いほど目立つ．

指先の腹面では皮溝が渦をつくっている．これが**指紋**で，指先を使って細かい作業ができるのは指紋があるおかげである．

また，皮溝が交叉しているところにみえる小さな孔からは，皮膚の表面に向かって毛が伸びている．これは毛の出口で，**毛孔**と呼ばれる．さらに，皮丘の中心部にもひとつずつ孔があるが，これは**汗孔**と呼ばれ，汗の出口である．

つまり，皮膚の表面には網目状の細かい溝と小さな孔が多数存在し，ガラス板のように滑らかではない．皮溝の幅，深さ，孔の大きさなどもさまざまで，皮溝の幅が狭くて浅いときはキメ（肌理）の細かい肌といわれ，反対に，皮溝の幅が広く，深くて皮丘が目立ち，不揃いだとキメの粗い肌といわれる．

年齢的にみると，若い人ほどキメが細かく，加齢に伴って粗くなっていく．また，男性のほうが女性よりキメが粗い．

b. 皮膚の潤いとハリ

「美しい皮膚」の条件は皮膚に潤いがあることである．その役割を担っているのは，皮膚の表面にある**皮脂膜**（p.35 参照）と角層の**保湿因子**（p.32 参照）である．

皮膚にハリがあるかどうかは「見た目の若さ」の目安になる．しかし，皮膚のハリが失われ，たるんだり，シワができたりするのは，加齢だけが原因ではなく，大部分は紫外線による皮膚障害（光老化）である．また，皮膚をつりあげている筋肉や靭帯が衰えてくると，たるみやシワの原因になりやすい．

2 表　皮

a. 表皮のしくみ

表皮 epidermis は皮膚の表面から，① 角層，② 透明層，③ 顆粒層，④ 有棘層，⑤ 基底層の 5 層に分類され，透明層は手のひら（手掌），足の裏（足蹠）だけにある．これらを構成する細胞のほとんどは，同じ**角化細胞（ケラチノサイト）**からできたものである．角化細胞は基底層の**表皮幹細胞（基底細胞）**が成熟しながら有棘層→顆粒層→（透明層）→角層の細胞へと変わり，最後に角層の表面から角片と呼ばれる雲母状の薄片となってはがれ落ちていく（**図 1-2**）．

基底層には，若干ではあるがメラニン色素をつくる色素細胞と皮膚の免疫反応に関与するランゲルハンス細胞も見られる（p.50 参照）．

b. 角化とターンオーバー

角化細胞（ケラチノサイト）は，基底層から顆粒層までは中心に核をもっているが，形を変えながら角層へと押し上げられていき，角質細胞になるとき核が失われ，最後に**角片**としてはがれ落ちる．この現象を**角化** keratinization と

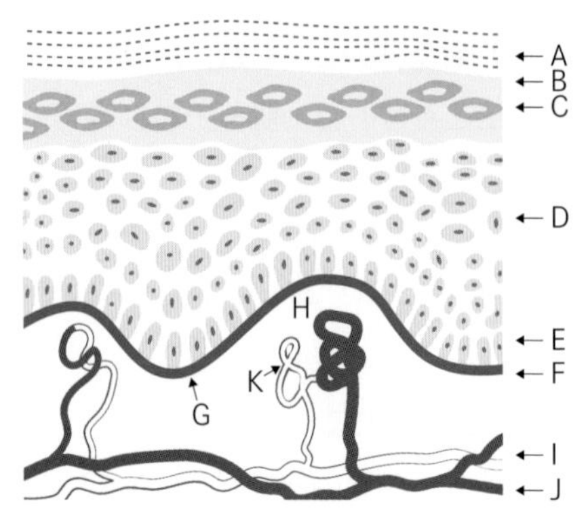

A. 表皮角層
B. 透明層
C. 顆粒層（ケラトヒアリン含有）
D. 有棘層
E. 基底層（メラニン含有）
F. 表皮基底膜
G. 表皮突起
H. 真皮乳頭
I. 乳頭下層動脈
J. 同静脈
K. 毛細血管係蹄

図 1-2　皮膚組織模型図

呼んでいる．

角質細胞となるまでに約 14 日間，角片としてはがれ落ちるまでにさらに約 14 日間を要し，表皮は約 28 日周期で常に新しい細胞へと生まれ変わる．この新陳代謝の過程を**表皮のターンオーバー**という．表皮のターンオーバーにかかる時間は，基底細胞（表皮幹細胞）の細胞分裂周期を加えないことが一般的だが，正しくは基底細胞の分裂周期（2〜3 週間）と角質細胞になるまでの時間（1〜3 週間），はがれ落ちるまでの時間（2 週間）の合計で表される．皮膚の状態や年齢，身体の部位などによりかなりの変動幅があり，加齢とともに長くなる（60 歳代では 20 歳代の 2 倍）．ターンオーバーが順調に行われないと，角質細胞に核が現れ（不全角化），角層が厚くなってくる．皮膚表面から角片がはがれ落ちることも多くなるが，これに伴い，皮膚の保湿力も低下し，皮膚の表面がカサつく，こわばるといった肌荒れトラブルが起こりやすくなる．

c.　表皮と真皮の境（表皮基底膜）

表皮と真皮が接している部位は**表皮基底膜**と呼ばれ，基底層の表皮幹細胞からつくられている（**図 1-2-F**）．Ⅳ型コラーゲン，Ⅶ型コラーゲンならびにラミニン，プロテオグリカンが互いに結合して形成されている．この基底膜は厚さ約 0.1 μm（1 mm の 1 万分の 1）の薄いシート状に存在し，表皮基底細胞と真皮乳頭層の細いコラーゲン線維と結合して表皮と真皮を強固に結び付けている．皮膚を強くこすったり，引っ張ったりしても簡単にはがれないのは，この

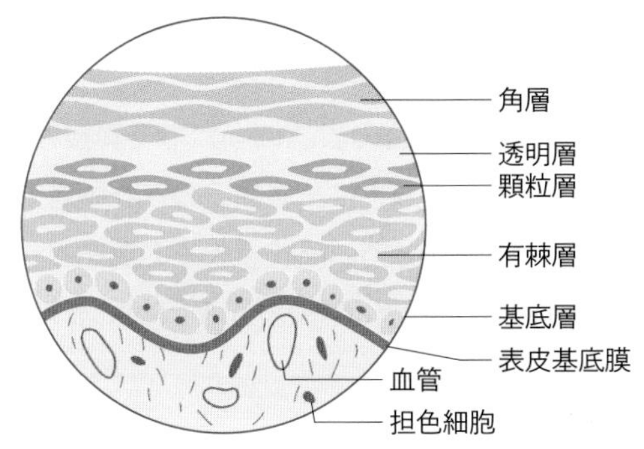

図 1-3　皮膚断面の微細構造

表皮基底膜が正常に働いているからである．

また，この表皮基底膜は皮膚に力学的強度を与えるだけでなく，表皮基底細胞の増殖や分化をコントロールするなど，表皮と真皮のコミュニケーションを正常に保っていることが明らかとなっている．このように，表皮基底膜は皮膚の構造と機能を維持するのに大事な役割を果たしているのである．

また，表皮と真皮との境は**図 1-3** のように波形で，表皮が真皮に向かって突起状に入りこんでいる部分は**表皮突起**と呼ばれる．波形になっているのは，皮膚が横に引っ張られることに対応して収縮するためだが，加齢に伴って目立たなくなり，いずれ消え，表皮と真皮の境は平たくなってくる．これが高齢者において皮膚の伸縮性が低下する原因であり，皮膚の衰えのサインのひとつでもある（p.58 参照）．

3 真　皮

a. 真皮のしくみ

表皮の下の層で，皮膚の本体であるため，**真皮** dermis といわれる．表皮の数倍から数十倍の厚みをもち，皮膚のハリと硬さ，弾力は主にこの真皮によって生み出される．真皮は線維成分と基質（水分）と細胞成分（線維芽細胞，組織球，肥満細胞），脈管（血管やリンパ管），神経から構成されている．線維成分と基質は**線維芽細胞**からつくられる．

真皮は表皮に近い層から乳頭層，乳頭下層，網状層に区別される．しかし，その境は表皮の層のように明確ではない．

① **乳頭層**：表皮突起の間の皮膚の表面に向かって真皮が突出している部分は**真皮乳頭**と呼ばれ，この高さに該当するのが乳頭層である．

② **乳頭下層**：乳頭層の下の部分で，網状層までの層をさす．

③ **網状層**：真皮の最も厚い部分で，線維が網目状に並んでいることからこの名がある．

b. 膠原（こうげん）線維と弾力線維

真皮の線維の大部分は**コラーゲン線維（膠原線維）**と呼ばれる皮膚の形を保つ大きな線維で，それに**エラスチン線維（弾力線維）**と呼ばれるゴムのように弾性を与える線維が加わっている．これらの線維はほぼ同じ方向に走っている．

そのため，皮膚に丸い穴をあけると，長い楕円形（卵円形）になる．この長軸の方向を皮膚の**割線方向**という．皮膚にメスを入れるときは，線維をなるべく傷つけず，傷痕がきれいに仕上がるよう，この方向に入れるのが原則である．

表皮基底膜ケア

表皮基底膜は，さまざまな要因によってダメージを受けやすい．ダメージの大きな要因としてあげられるのが，紫外線と加齢である．表皮基底膜がダメージを受けると，表皮の土台としての役割や，表皮と真皮の接着役としての役割がスムーズに果たせなくなってしまう．

つまり，表皮細胞の働きが悪くなり，表皮のターンオーバーが遅くなるためにシミになり，キメが乱れ，肌機能が弱くなる．真皮では線維芽細胞に影響を及ぼし，たるみやシワの原因になる．

このように，表皮基底膜は「美肌の鍵」ともいえる重要な部分で，最近では肌の美しさを維持するために「表皮基底膜ケア」を心がけることの大切さが知られてきており，化粧品メーカーでは基底膜ケア製品として「表皮基底膜の修復をサポートする」ものや「表皮基底膜のダメージケアをサポートする」ものなどが研究され，発売されている．

c. 真皮の基質

真皮の基質は真皮の線維や細胞の間を埋める物質で，主成分であるムコ多糖類（ヒアルロン酸，コンドロイチン硫酸，ヘパリンなど）やプロテオグリカンには水分がたっぷりと含まれている．

真皮の性質の中で，美容上大切なことは，乳頭層から乳頭下層にかけては線維がまばらで，その部分に水分が多く蓄えられ，表面の表皮が網状層に対して動きやすいことである．しかも，網状層は線維が密に網状に並び，その上の層に蓄えられた水分は下にまでしみこみにくいため，ここに十分に水分が蓄えられていると，ハリのあるみずみずしい皮膚となる．

コラーゲン

美容関係ではよく知られているコラーゲンであるが，実はいくつもの種類が存在する．コラーゲンは，皮膚や骨，血管，腱，歯などの組織に存在する線維や膜状の会合体を形成するタンパク質で，身体をつくる全タンパク質の約30％を占めている．このうちの約40％近くが皮膚に，20％程度が骨や軟骨に，その他にいろいろな内臓や血管など全身にくまなく分布している．現在までに28種類が見つけられており，私たちの身体をつくる成分として多彩な働きをしている．Ⅰ型，Ⅱ型，Ⅲ型のようにローマ数字で記すのが学術的な習慣になっているが，最近は一般的な表示としてアラビア数字（1型コラーゲンなど）で記す場合もある．

皮膚に存在するコラーゲンは，真皮をつくる線維形成コラーゲンとしてⅠ型，Ⅲ型，Ⅴ型コラーゲン（1型，3型，5型コラーゲン）が知られている．このコラーゲン線維の表面に結合しているⅫ型，XIV型コラーゲン（12型，14型コラーゲン）も存在している．表皮基底膜をつくるコラーゲンとしては，Ⅳ型，Ⅶ型，XVII型コラーゲン（4型，7型，17型コラーゲン）が知られている．骨や腱はⅠ型コラーゲン（1型コラーゲン），軟骨はⅡ型コラーゲン（2型コラーゲン）からできている．

4 皮下組織

皮下組織は皮膚とその下の筋肉，骨との間に存在する組織で，脂肪を多く含んでいることから，**皮下脂肪組織**とも呼ばれている．これが発達してくると，身体に丸みが出てくる．皮下脂肪はもともとクッション的な働きをしているもので，皮膚に外傷を受けにくくするとともに，その下の骨，筋肉が傷つけられるのを防ぐ．

また，脂肪は熱伝導率が低いため，保温作用としての働きも重要である．さらに，余分なカロリーを皮下脂肪として蓄える貯蔵作用も有している．

5 皮膚の脈管と神経

真皮には血管，リンパ管，神経が走っている．皮膚に多く集まる毛細血管は美容上も大切だが，それは，皮膚の細胞に必要な栄養や酸素などがこの毛細血管によって供給されるからである．身体の深部から走る動脈は皮膚の下で網の目状に広がり，真皮乳頭では多数の小さなループ（**毛細血管係蹄**（けいてい））をつくる．なお，毛細血管係蹄が動脈の終点であり，血液は静脈となって網の目を戻っていく．

また，心臓を出発して体内をめぐった血液が，最後にたどりつくのが皮膚であるため，途中で血液に入り込んだ有害物質が皮膚の毛細血管でひっかかり，皮膚を刺激することも少なくない．薬や食べ物による皮膚炎や蕁麻疹がその例である．

リンパ管は真皮乳頭層とその深層にリンパ網をつくり，毛細血管と皮膚組織をつなぐ橋渡し的な役割を担っている．表皮，真皮，皮下組織のすべての細胞間隙，線維間隙，皮膚付属器の周りでお互いに交錯しているリンパと連絡しあい，リンパ液を集め，その近くのリンパ管に送るのである．

神経では知覚神経と自律神経とが分布しており，知覚神経は真皮の中で神経叢を形成し，枝分かれした一部が表皮に入り込んでいる．

3 皮膚付属器

1 脂腺（皮脂腺）

a. 脂腺とは

脂腺は皮脂 sebum をつくり出す器官で，大部分は毛包に接しており，その排泄管は毛包の上から 3 分の 1 のところに開いている（**図 1-1**）.

皮脂はまず毛包の中に流れ出て，それから毛や毛包壁を伝って皮膚の表面にあらわれる．このため，毛包のない手のひら，足の裏には脂腺がない.

また，皮膚の一部においては，毛包を介さずに脂腺が直接皮膚の表面に開いている．これは**独立脂腺**と呼ばれるもので，口唇紅，口腔粘膜，眼瞼，乳頭，包皮，陰茎亀頭，小陰唇などにみられる.

b. 脂漏（しろう）部位

脂腺は身体の部位によってその数に違いがある．頭，顔，胸，背，四肢の順で多い．脂腺の数と皮膚表面の皮脂の量は比例しており，多いほど脂性に傾いている（**表 1-1**）．脂腺が特に多いところは**脂漏部位**と呼ばれており，**図 1-4** にみられるように，被髪頭部，顔の中心部（額，眉間，鼻，口の周り），前胸部，背面中央部，腋窩（えきか），鼠径部などがそれにあたる.

c. 皮脂の分泌量と成分

皮脂は大部分がトリグリセリド，ワックスエステル，スクワレン，遊離脂肪酸からなり，1 日に 1～2 g 分泌される．皮脂の分泌量は気温に影響され，気温が高くなると分泌量は増加し，反対に寒くなると減り，カサつく傾向がある.

体温や気圧による影響はほとんどないが，皮膚をマッサージするなどして皮膚温度を上げると，血行が促され，脂腺の機能が高まり，分泌量は多くなる.

脂腺から分泌される皮脂には，2 つの成り立ちがある．前述のとおり，ひとつは脂腺自体がつくり出すものである．この過程を脂肪生成 adipogenesis と呼んでいる．血中の糖分が体内で脂肪に転換されると皮脂がつくられるが，

表 1-1　身体各位における皮脂レベル（μg/cm²）

部位	例数	検査回数	皮脂レベル	平均値
前　額	17	22	97〜340	212 ± 72
前胸部	21	24	44〜237	120 ± 61
背　部	27	40	21〜268	106 ± 56
腹　部	13	41	25〜227	67 ± 45
腋　窩	8	12	30〜237	84 ± 59
上　腕	38	63	9〜146	58 ± 34
鼠径部	4	4	50〜105	75 ± 28
下　肢	11	13	18〜82	36 ± 19

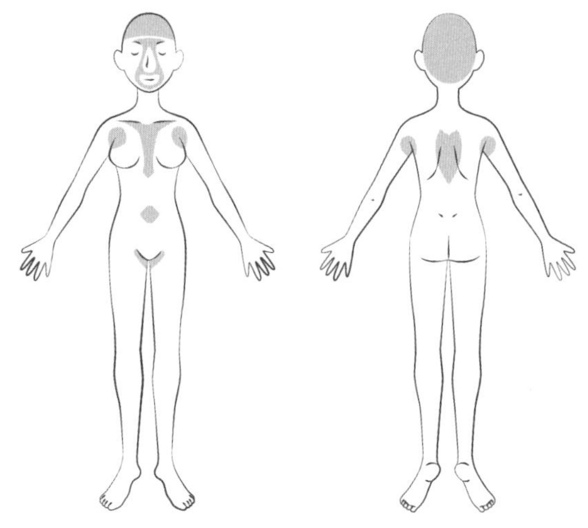

図 1-4　脂漏部位

特にニキビの患者においてはこれが目立つ．糖質の多い食物の過剰な摂取は避けたほうがよいといわれるのはこのためである．

もうひとつは，血液中の脂肪を脂腺にとりこみ，分泌するもので，これを脂肪蓄積 adipopexis と呼ぶ．脂肪分の多い食物が原因となるが，それほど目立つものではない．また，脂肪蓄積によって皮脂の性質が変化することも知られている．例えば，バターやチーズを多く摂ると，皮脂が本来もっている殺菌力や静菌力に変化が起こったり，皮脂が流れにくくなったりする．

d. 皮脂の年齢的変動

小児期には脂腺の発育は目立たず，脂性や荒れ性などの区別は認められない．もっとも，生後 3～4ヵ月ぐらいまでは，妊娠中に増加した母親の黄体ホルモンの影響で皮脂の分泌が多くなる．

脂腺は思春期に性機能が盛んになって，はじめて発育してくる．これは男性ホルモンなどの刺激によるもので，そのため，脂腺の発達は女性より男性のほうが目立つ．その後，20～30 歳の間で一定の値になり，更年期を迎える頃から次第に減ってくる．

皮脂の成分も年齢によって変化がある．**コレステロール**のパーセンテージは小児，ことに乳児に多い．乳痂(にゅうか)といわれているものは，主としてコレステロールである．このコレステロールは角層に由来するものである．

逆に，**スクアレン**は小児期に少なく，思春期以後に増してくる．スクアレンに水素添加した硬化油の**スクアラン**は化粧品にも広く使われている合成油である．コラムにスクワランと併せてその性質について述べておく．

「スクアレン」と「スクアラン」について

スクアレンは $C_{30}H_{50}$ の分子式をもった炭水化物である．スクアレンは皮脂中に 5.5～6％含まれており，思春期以降は小児の 3 倍となる．しかし男女間の差は認められず，皮膚の表面の皮脂量は大体一定しているが，スクアレン量は日によってかなりの変動があるため，質的にはかなり違う．スクアレンに水素を添加し，飽和したものがスクアランで，こちらは光や空気にふれても酸化しにくい．しかも，スクアレンと同様に皮膚を滑らかにする働きがある上に皮膚への刺激も少ないので，化粧品の油剤や保湿剤として使われている．

2 汗　腺

a. エクリン腺（小汗腺）

エクリン腺は生まれたときからすでに皮膚に備わっている汗腺 sweat gland で，口唇や陰部の一部を除く全身の皮膚に一様に分布されている．いわゆる「汗をかく」といわれるときの汗は，ここから分泌される汗をさす．

図 1-5 にみられるように，真皮深層または皮下組織の**汗腺体**と皮膚の表面に向かって直線的に上っていく**汗管**からなり，汗管は排泄管の役割を担っている．汗管が真皮から表皮に入るところは，表皮突起の先端で，皮膚の表面に開いている出口を**汗孔**と呼ぶが，汗はここから皮膚の表面に広がる．汗管は表皮の中で，コイル状に彎曲しながら汗孔に向かって上っていくのが特徴である（p.72 参照）．

b. アポクリン腺（大汗腺）

アポクリン腺は思春期に身体の一定の部分に限って発育してくる汗腺で，エクリン腺より大きな汗腺体をつくっていることから，**大汗腺**と呼ばれる．分泌される汗は極めて少量で，エクリン腺からの汗に比べてタンパク質が多いため，白くにごっている．また，一種独特のにおいをもっている．

アポクリン腺は皮下組織中に汗腺体があり，そこから排泄管である汗管が上に上って毛包に開いている（**図 1-1**）．これが認められる部位は**図 1-6** にみるように腋窩，乳首，乳暈（にゅううん）（乳輪），臍窩，外陰部，肛囲，外耳道である．その開口部は脂腺が開いているところよりやや上方で，アポクリン汗は毛孔から皮膚の表面に排出されていく．

アポクリン汗の分泌量は男女に差がないが，人種的にはかなり差が大きい．黒色人種が最も多く，ついで白色人種，黄色人種の順で，とりわけ日本人には少ない．**わきが**（**腋臭症**（えきしゅう））はアポクリン汗の臭いが特に強いものをいう．また，女性の場合は月経周期に応じてアポクリン汗の分泌に変動がみられ，月経前や月経中に増える．ただし，妊娠すると減ってくる．

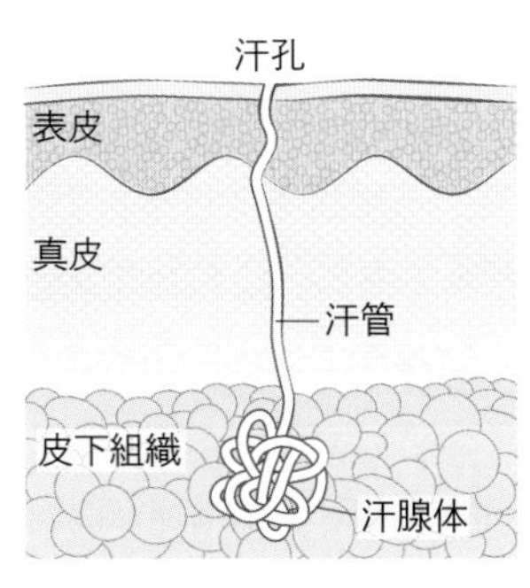

図 1-5　エクリン腺

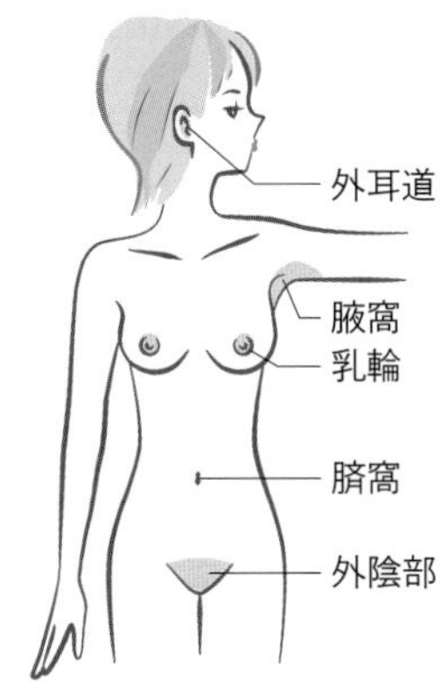

図 1-6　アポクリン腺局在部位

c. アポクリン腺の意義

アポクリン腺は思春期に発育し，性活動が盛んに行われている間は働いているが，更年期になると次第に萎縮してくる．しかも，この腺が認められる部位は，性感帯といわれるところに一致している．

そのため，アポクリン腺の働きが性活動と関連し，アポクリン汗が独特な刺激性のにおいをもっているのも，動物が繁殖期に異性を呼ぼうとしてにおいを出すのと同様との見解もある．

3 毛

a. 毛の種類

手のひら，足の裏，口唇，陰部の一部をのぞき，皮膚には毛 hair が生えている．頭髪，眉毛，まつ毛のような**硬毛**，それ以外の**軟毛**の 2 つに区別され，後者は**生毛**（うぶげ）ともいう．ところが，小児期には軟毛であったものが，思春期に入って硬毛に変わってくることがある．陰毛，腋毛，男性に目立つ手足の毛，胸毛，ひげなどがそれにあたり，分泌が活発となりはじめる男性ホルモンに刺激されるのが原因であることから，**性毛**とも呼ばれる．その一部は，思春期以降に，外見上で男性か女性かの区別をつける**第二次性徴**とも捉えられている．

また，それぞれの特徴から，頭髪やひげ，腋毛，陰毛，手足の毛，胸毛などは**長毛**，眉毛，まつ毛などは**短毛**と呼ばれている．

b. 毛の形

まっすぐな直毛，緩やかなウェーブをつくっている波状毛，ちぢれた**糸毬毛**（または**毬状毛**という）など，毛の性状はさまざまである．これは毛の断面の違いによるもので，**直毛**の断面は円形であるが，**波状毛**では楕円形や角の丸い三角形，糸毬毛では平らになっている．

毛の太さも場所によって違う．頭髪では後頭部が最も太く，頭頂部が最も細い．また，人種，年齢などによっても差があるが，最小 0.005 mm から 0.2 mm までというのが一般的で，ひげは太くて 0.2 mm，頭髪は平均 0.1 mm といわれている．

c. 毛の生え方

まつ毛を除き，すべて皮膚の表面に斜めに生えている．角度は一定していないが，大体 24〜50 度である．

毛の生えている方向は一定しており，皮膚の割線方向とほぼ一致する．その方向を**毛なみ**（あるいは毛流）といい，毛なみがそろっていると毛が丈夫な証拠とされる．

また，**毛渦**（もうか）は頭頂部で毛なみが渦をまくことをさし，多くの人は 1 つであるが，ときに 2 つ以上の人もいる．

d. 毛の数量

身体全体の毛は 120〜150 万本程度で，頭と顔だけで 40〜50 万本程度，腋毛は片側で 800 本程度である．個人差が大きく，髪を例にとると，少ない人で 6〜7 万本，多い人では 13〜14 万本にものぼる．また，色調や太さなどによっても異なり，髪の細い人は本数が多く，太い人は少ない傾向がある．ちなみに，日本人の平均は 10 万本といわれている．

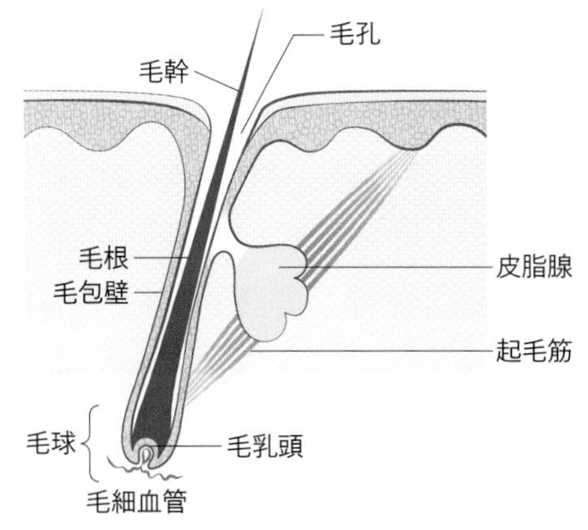

図 1-7　毛の構造

e. 毛の構造（図 1-7）

毛は表皮が真皮に向かって下方に伸びてできたくぼみの中に生えている．これを毛包といい，**毛包壁**と呼ばれる壁は表皮で覆われている．

毛は皮膚の表面に出ている**毛幹**と，毛包の中の**毛根**との 2 つの部分に分けられる．球状にふくらんでいる毛根の根元を**毛球**といい，真皮が電球のような形に入りこんでいる毛球のくぼみには，血管や神経によって栄養が運ばれ，毛の発育が促されている．これが**毛乳頭**で，毛乳頭に接した毛球の細胞膜において毛が新しくつくられる．毛根と毛幹との境にあたる毛孔からは，毛が 1 本だけでなく，2，3 本が一緒に生える場合もある．そして，毛は毛包の中に遊離しているが，毛球の部分では毛包壁と毛球，毛乳頭とがしっかりと結びついているので，引っ張られても抜けにくい．無理に毛を抜いた際に毛球の周りについてくる白色のものは，引きちぎられた毛包壁の一部である．

毛包の上から 3 分の 1 程度の位置には脂腺の排泄管が開いており，そこから皮脂が分泌される．アポクリン腺があるところでは，それよりさらに上の位置に開き，また，下から 3 分の 1 程度の位置，毛包と皮膚の表面とが鈍角になっている側では表皮に向かって斜めに筋肉が広がっている．これは**起毛筋**（きもうきん）で，その上には脂腺がのっている．

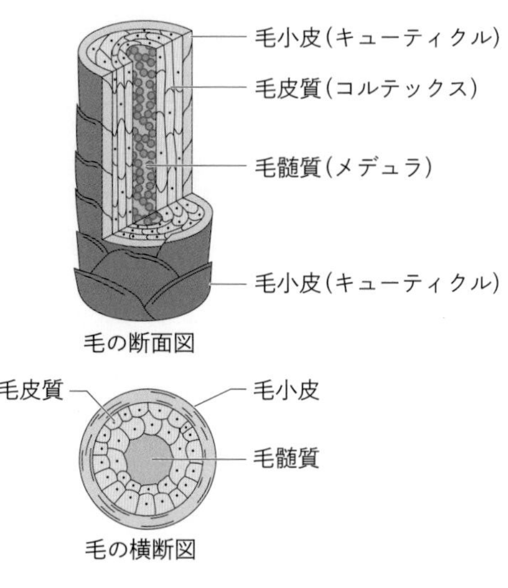

図 1-8　毛の断面

f. 毛の断面

1 本の毛の断面をみてみると，中心の**毛髄質**を囲む**毛皮質**が確認できる（**図 1-8**）．一番表面が最も薄く，**毛小皮**（キューティクル）と呼ばれる．毛小皮は角化した細胞でかたくて丈夫にできており，ウロコのように根元から毛の先に向かって重なり合っている．そのため，毛の表面は決して滑らかなものではない．根元から毛の先に向かって毛をなでると滑らかに感じるが，逆の方向になでると抵抗を覚える．毛小皮が乾燥すると毛がかたく感じるようになる．

毛皮質は毛において重要な部分で，ここに含まれるメラニンと空気が色のもととなり，空気の量が多いほど毛に輝きが増す．

g. 起毛筋の働き

起毛筋という名のとおり，斜めに生えている毛を起こして，直角の方向にもち上げる，つまり，毛を立てる筋肉である．

皮膚が寒さにさらされると，**起毛筋**は収縮する．このとき毛包の根元を斜めに引っ張ることになり（**図 1-9**），毛孔を中心に皮膚が縮んで高まりができるが，毛のない鳥の肌のようにみえるため，この状態の皮膚を**鳥肌**と呼ぶ．鳥肌

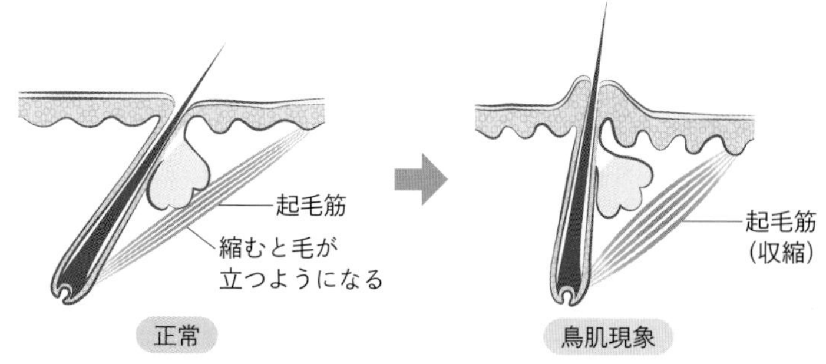

図 1-9　毛と起毛筋の関係

になると，起毛筋の上にある脂腺を圧迫することで皮脂の分泌も促される．こうしたことは，恐怖感や不快感におそわれたときにも起こりやすい．なお，起毛筋はまつ毛，眉毛，鼻毛，腋毛の毛包にはない．

h. 毛の成長

毛は，毛球の毛乳頭に接した部分で新しくつくられる．表皮が乳頭体に接した基底細胞で新しくつくられているのと同じで，その部分は**毛母**とも呼ばれる．必要な栄養は毛乳頭の血管から供給され，古い細胞は，次々に上に向かって押し上げられていく．こうして毛は成長していく．

なお，頭髪は 1 日に 0.2〜0.5 mm，ひげは 0.4 mm 伸び，1 日のうちでは昼が夜より，また，1 年のうちでは春夏が秋冬より成長が早い．特に，5，6 月が最も成長する時期といわれている．年齢で比較すると，16〜24 歳が最も早く伸び，65 歳以上になると，次第に緩慢になってくる．

4 | 皮膚の機能

1 保湿作用

皮膚は身体を包む単なる皮膜ではなく，ひとつの臓器としてさまざまな機能を営んでいる．皮膚には弾力があり，外部からの物理的な衝撃をやわらげる．

しかも，水分は浸入せず，内側の水分も逃げていかない．これは，皮膚が巧みな保湿（水分保持）機構を備えているからである．また，皮膚の表面を覆う酸性の皮脂膜が細菌や真菌の繁殖も防いでくれる．

つまり，皮膚は外界からの刺激を防ぐ重要なバリアとしての機能をもっている．なかでも保湿機構は美容上，非常に大切である．

体内の水分量は成人で体重の約 60～75%だが，加齢に伴い徐々に減少していき，70 歳前後では 60%前後となる．皮膚のハリややわらかさに影響をおよぼす角層の水分量は 15～20%で，外界の湿度に左右されやすい．一方，角層よりも下のエリアの水分量は 60～75%である．なぜこのように差があるかというと，角層とその下のエリアとの間にバリアゾーンが存在し，水分の行き来を防いでいるからである．

さらに，角層自体にも水分を保持する働きがある．詳しくは後述するが，皮膚の表面を覆う皮脂膜が水分を外部へと逃がしにくくしている上に，角質細胞の内部には水分をしっかりと捉えてとどめる性質をもつ NMF（天然保湿因子）という成分が含まれており，角質細胞の隙間を埋めるセラミドなどの細胞間脂質とともに，角層の機構を形成している．そのため，皮脂膜，NMF，細胞間脂質の 3 つはそれぞれ保湿因子と呼ばれている．

また，真皮層の保湿には，リン脂質などの疎水成分や，ヒアルロン酸，コンドロイチン硫酸，ヘパリン，プロテオグリカン，コラーゲン，エラスチンなどの親水性成分が深く関わっている．

2 体温調節作用

人は，生命活動を維持するために必要とするエネルギーを，摂取した食物などの燃焼によって得ている．つまり，体内で多量の熱を生み出しているのである．一方，体温をほぼ一定に保つためには，余分となった熱は放出しなければならない．放熱の割合は，鼻や口から吐く息によるものが約 30%，皮膚の表面からのものが約 70%である．通常，汗は肉眼では見えない水蒸気（不感知性発汗という）として発散されているが，その際，気化熱として体熱を奪う作用がこれにあたる．

体温や外気温が高くなると，毛細血管が拡張するとともに皮膚が弛緩し，表面積が広くなり，放熱を促進する．また，毛細血管の循環がよくなることで発汗し，その気化熱によっても体温の上昇が防がれる．反対に，体温や外気温が低くなると，毛細血管が収縮し，皮膚は鳥肌が生じて縮まり，表面積が小さくなる．皮膚の角層は熱の不良導体であるが，このように毛細血管の循環状態を巧みに変えることにより，体温の恒常性を維持している．これを体温調節作用と呼んでいる．

3 知覚作用

皮膚には温度や痛みなど外部環境の変化や刺激に応じ，皮膚感覚を生み出す作用が備わっている．刺激の種類ごとに専門の神経線維とそれを感受する神経終末器をもっており，これらが触覚，圧覚，温覚，冷覚，痛覚などの知覚につなげているのである．

皮膚の表面における神経終末器の作用点は感覚点と呼ばれ，それぞれ触点，圧点，温点，冷点，痛点などとされる．

例えば，針で刺しても痛みを感じるところと感じないところがあるように，感覚点は一様ではなく，その数を平均すると触点が 1 cm^2 あたり 25，温点が 1～2，冷点が 12，痛点が 100～200 となる．つまり，痛点が最も鋭く，それに比べ，温点は非常に鈍い．これは危険から身を守るためのメカニズムのひとつといえる．

特殊な感覚として，瘙痒(そうよう)感やムズムズ感などもある．瘙痒感は痛覚の変形で，いわゆるかゆみだが，痛覚への刺激が強ければ痛みを，弱ければかゆみを感じると考えられている．ムズムズ感は複合感覚のため，触覚や痛覚をわずかに刺激されることによって起こる．

4 呼吸作用

私たちは主に肺で呼吸をしているが，ごくわずかながら皮膚でも呼吸をしている．炭酸ガスの排出が約 1／220，酸素の吸入が約 1／180 と生命を維持できるほどの量ではないとはいえ，生化学的には皮膚組織内にて酸素を受け取り，炭酸ガスを排出することを皮膚組織呼吸と呼んでいる．なお，美容に関してよく用いられる「皮膚呼吸」という表現は，不感知性発汗（不感蒸泄）をさし，ここでいう皮膚組織呼吸のことではない．

部位による皮膚の違い

頭：皮下組織の線維と皮下脂肪がよく発達しているので，ゴムのようにかたく，弾力がある．また，ほかの部位よりも血管が多いため，傷つけると多量に出血する．皮脂腺が多いのも特徴である．

顔：顔の皮膚は全体的に薄く，やわらかい．そのため，頬などでは細かい血管が透けてみえる上，毛細血管の収縮と拡張によって顔が赤くなったり青くなったりする．神経や血管の分布も密度が高く，汗腺や皮脂腺も多い部分である．

耳：耳の皮膚は非常に薄く，さらに皮下組織も薄いため，皮下脂肪はほとんどない．外耳炎などによる炎症を起こすと痛みが強いのは，このためである．

首すじ：俗にいう「おでき」ができやすい．ここには神経が集中していることから，炎症を起こすと激しい痛みに襲われる．

わきの下：汗をかくため，細菌感染を起こしやすい部位である．シェーバーを当てたり，脱毛クリームを使ったりする場合は，十分な注意が必要である．

体幹：体幹の皮膚は，腹側より背側のほうが厚く，全体に軟毛で覆われている．胸には乳腺が開いているが，この乳腺は汗腺が変化したものである．

粘膜：口唇や口の中の粘膜が赤くみえるのは，粘膜上皮には角層や色素がないために，血管の中の血液が透きとおってみえるからである．

手のひら，足の裏：角質層がかなり厚いため，熱いものや冷たいものにふれたり突いたり押したりしてもある程度は耐えられる．毛はなく，皮脂腺もないが，汗腺は多くみられる．

Section 2

美容のための皮膚の知識

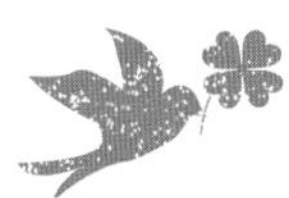

美容とは，ひと言でいうと顔や身体のかたちを美しく整えることである．特に顔や頭髪の美容に関しては，古来よりさまざまなテクニックが開発され，女性はメイクの技術を熱心に修得しようとする．

しかし，健康な皮膚の上に施されなければ化粧映えせず，メーキャップ化粧品の効果も100%発揮することはできない．ちょっとした無理が肌荒れを引き起こし，とりかえしのつかない肌になってしまうこともある．

ここでは，化粧映えする肌を保つ，あるいはつくり上げるために必要な，基本的な皮膚の知識について述べたい．

1 美容皮膚科学における角層

人体の最外層は，表皮ケラチノ（角化）細胞の最終産物である角質細胞が積み重なってできた角層に覆われている．角層がもっている一番重要な機能は**バリア機能**で，化粧品をはじめ皮膚に付くさまざまな有害物質や微生物，物理的刺激などの外的刺激から皮膚（言い換えれば身体）を守っている．

角層は角質細胞からできているが，細胞といっても核がない．そのため，角質は死んだ細胞からできているともいえる．なぜ死んだ細胞の層が身体の表面をとりまいているかというと，角層は城壁の石壁のようなものだからである．身体は外界から絶えずさまざまな物理的な刺激を受けており，生きた細胞ではその刺激に耐えられないからである．

1 角層の厚さ

表皮と真皮を合わせた皮膚の厚さは平均 2 mm である．顔の表皮は 0.2 mm の厚さであるのに対し，角層は 0.02 mm と薄い．つまり，角層はキッチンで使うラップフィルムの薄さである．「肌が美しい，美しくない」などと評しているのは，このキッチンで使うラップフィルムほどの薄さの表面の角層についていっているのである．それだけに，角層を整えておくことは美容上，最も重要なことである．

さて，外界から絶えず物理的な刺激を受けていると，その部分の角層は次第に厚くなってくる．また，人間は立って歩き，手でいろいろなものを握って仕事をしている．そのため，手のひらや足の裏は，生まれつき角層が厚い．また，手のひらより足の裏のほうが厚いのは，足を使って立ち，歩いて強い外力を受けるためである（**図 2-1**）．

角層にこの性質があるからこそ，私たちは日常生活で力仕事ができるのである．例えば，慣れない人がボートを漕ぐと，手に水ぶくれ（マメ）ができてくる．水ぶくれが破れると，痛くてしばらくボートを漕ぐことができない．しかし，それを繰り返すうちに水ぶくれができなくなるのは，角層が厚くなり，そこに当たる力が皮膚に強く働かなくなるからである．そのため，皮膚の一部に繰り返し力が加わると，その部分だけ特に角層が厚くなってくる．それを**タコ**（胼胝（べんち））という．

しかし，このように角層が厚くなってくるのは，外力によるものだけではない．慢性の湿疹や皮膚炎で皮膚を常にかいていると，その物理的刺激によって角層や表皮が厚くなる．日光を浴びたときも，角層は厚くなる．p.64「皮膚と日光」で後述するように，角層が厚くなると，光線を散乱させて強い日光による皮膚の害を少なくすることができるからである．つまり，日焼けの予防になるのである．

高齢者の顔の皮膚は，加齢によって衰え，薄くなる．このとき，角層の厚さは変わらないが，慢性的な日光曝露を受けていると，光老化を起こした皮膚は肥厚し，角層も厚くなる．

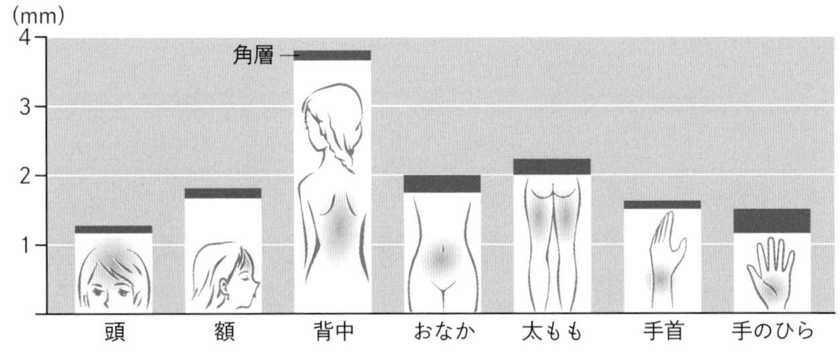

図 2-1　部位別にみた皮膚（表皮＋真皮）と角層の厚さ

（漆畑　修：皮膚とうまくつきあう法．p.33 ～ 34，日本スキン・エステティック協会）

2 角層の表面

皮膚の表面すなわち角層表面は**皮脂膜**で覆われており，皮膚に潤いと滑らかさを与え，外界の刺激から皮膚を守る役目のひとつを担っている（p.35 参照）．

また，角層は皮膚の組織において最も外側にあるため，その表面からは，角質片がたえず自然にはがれ落ちている．表面に近いところほど角質細胞の隙間が目立つが，これは角質細胞を角質片としてはがれ落ちやすくするためである．

隙間ができても，皮膚表面にある皮脂膜の油がその隙間にしみこんでいくので，余分な角質細胞がたやすくはがれ落ちることはない．

3 角層バリアと保湿因子

a. 角層の水分

角層には，油分とともに一定量の水分が必要である．約 30％の水分を含んでいるときが，角層にとって最良の状態とされる．しかし，角層の水分量は外界の湿度と相関しており，外界の湿度が高いときは角層の水分量は増加する．反対に，乾燥していると水分量が減少してカサカサしてくるが，保湿用のクリームを塗って皮膚表面に油分を補給しておくと，それだけでも皮膚の荒れを防ぐことができる．つまり，皮膚表面の皮脂膜が一定の油を含んでいることは，皮膚の乾燥を防ぎ，皮膚の表面の荒れを防ぐためには大切なことである．

また，皮膚表面を水に浸しておくと，水分を吸収して角層がふやけてくる．温かい水ほどよく吸収するため，長く入浴していると，特に角層の厚い指先の皮膚に多量の水分が吸収され，ふやけてシワ（ひだ）が寄ってくる．しかし，風呂から出ると，外界の湿度の低さによって角層の水分が容易に蒸発し，ひだは間もなく消失する．このとき，皮脂膜とともに角層の細胞間保湿因子も流れ出すため，入浴前よりも皮膚の乾燥が進む．

b．角層の保湿因子（細胞間脂質と天然保湿因子）

角層は，死んだ角質細胞が 14～15 層ほど積み重なったものである．それがなぜ乾いた空気の中でパリパリに乾いたりしないのかというと，角層自身が保湿機構を備えているからである．ひとつひとつの角質細胞をレンガに例えると，積み重なったレンガの間には隙間があり，その隙間を保湿因子である**細胞間脂質**が埋め，角質細胞同士をくっつける役目をしている．このため，角層の水分が蒸発して外に出て行きにくい仕組みになっている．また，細胞間脂質は水分と結合して水分を内部に留めている．細胞間脂質は角層のすぐ下にある表皮細胞から角層に放出される．その成分は半分以上がセラミドであり，セラミドは角質細胞間脂質の主成分であるといえる．

角層バリア機能の測定（TEWL）

汗をかくと角層がふやけてくるが，発汗がみられなくても，表皮からはごくわずかながらも水分が失われていく．皮膚表面から空気中へ水分が蒸散することを経表皮水分喪失 transepidermal water loss（TEWL）といい，角層バリア機能の指標となる．すなわち，正常な角層をもつ部分では TEWL は低くなり，バリア機能の低下している部分の TEWL は高くなる．一般的に，年齢が高くなるほど TEWL も高くなる傾向がある．

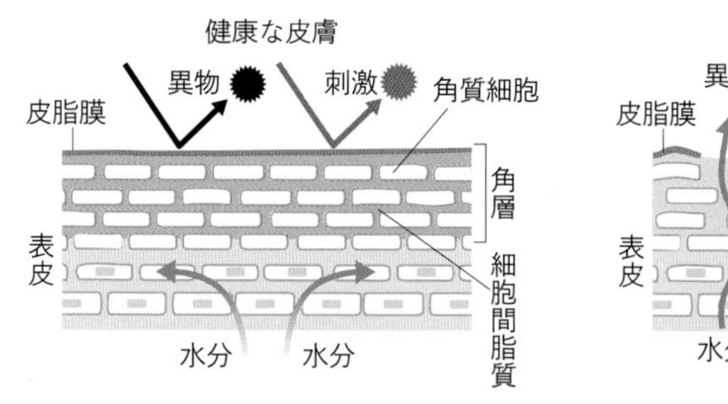

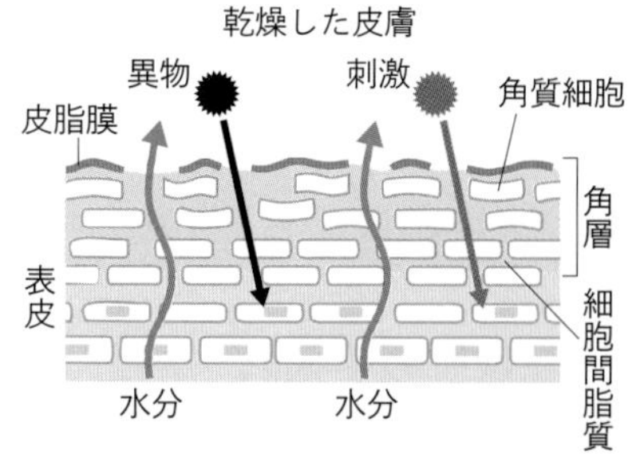

図 2-2　角層の保湿機構

さらに，角質細胞の中にあるアミノ酸などの**天然保湿因子**（NMF）も水分を吸着する性質が強く，これらも大切な保湿因子である（**図 2-2**）.

この細胞間脂質や NMF による角層の水分保持機構は，バリアとしても重要である．正常な皮膚では分子量が 1,000 以上の物質は角層を通り抜けて侵入することはできないが，角層のバリアが十分に機能していないと容易に侵入する．例えば，アトピー性皮膚炎患者の皮膚は細胞間脂質が不十分なことが多く，そのためにドライスキンになりやすい上，ちょっとした刺激成分にも反応して湿疹が悪化しやすい．また，ピーリングやパックで角層をはがしたときや，入浴などで角層がふやけているときも，角層バリアが一時的にこわれた状態になる.

4 角層のケア

a. 乾燥肌

皮脂分泌が少なく，角層の水分量が低下しているものを**乾燥肌**，あるいは**ドライスキン**という．乾燥肌は表面がカサついていて角質片がはがれやすく，そのためにザラついてキメも粗くなる．また，角層の水分量が低下しているため，洗ったあとにつっぱりやすい．女性や子ども，高齢者に乾燥肌が多くみられるのは，皮脂の分泌が少ないためである.

乾燥肌は外部からの刺激を受けやすく，カブレや湿疹が起こりやすい．そして，油分が不足しているため，表面に裂け目ができやすく，これがヒビやアカギレにつながる.

俗にいう「さめ肌」とは，皮膚の裂け目がめくれ上がってザラザラしており，魚のウロコのようになっている状態をさす．空気が乾燥する冬場になると，高齢者の乾燥肌が目立ち，さめ肌のような皮膚にみえることも多い.

b. 乾燥肌の手入れ

乾燥肌では，ビタミンA欠乏の場合と同様の変化がみられる．そのため，治療には従来からビタミンAの内服（1日2〜10万単位）が原則としてすすめられている.

クリームで，皮膚の表面に油分（特に乳化された油分がよい）を補うことも大切である．保湿剤（角層に水分を留めるもの）が入ったものであれば，なおよい．肌荒れがひどいときは，皮膚の表面を滑らかにする作用をもつビタミンA，ビタミンEを配合したクリームが使われることもある．脂肪分の多いものを食べるのもよいが，クリームを使用したほうが早く効果がみられる.

c. 混合肌とその手入れ

混合肌とは，部分的にカサつきと脂っぽさが共存する肌をさし，日本人女性に最も多い肌タイプとされる．皮脂腺の働きが活発なところ（Tゾーンなど）は脂性肌に対するスキンケアを行い，水分保持能力が弱くて乾燥しがちなところは，乾燥肌用の保湿力の高いクリームなどを使うというように，部位ごとの肌質に合わせてきめ細かなケアをすることで対処する.

d. 敏感肌とその手入れ

敏感肌とは，医学用語ではなく，化粧品業界で使われはじめた言葉である．一般には特に問題のない物質にも，かゆみやほてり，痛み，発赤，発疹などの症状が起こりやすい肌をいう．医学的には，脂漏性皮膚炎や接触皮膚炎を起こしやすい肌をさすことが多い.

近年，敏感肌が増加する傾向にあるのは，食生活や環境の変化，ストレスの増加などによって体質が変化し，感受性が増大したことが原因とされる．しかし，医学的な敏感肌は一部であり，たまたまかゆみや発疹が出たために，自分は敏感肌だと思い込んでしまった“自称・敏感肌”の人も少なくない．

皮膚が敏感だと感じたときは，なにか異常が起こるサインが出ている状態ともいえる．したがって，化粧品の使用をできるだけ控え，きれいに洗顔して保湿剤だけでケアし，肌を刺激しないことが望ましい．化粧品でトラブルが起きやすい人は，敏感肌用の化粧品を選ぶのもひとつの方法だろう．症状が強い場合は，皮膚科専門医を早めに受診して治療することが必要である．

2 皮脂と皮脂膜

皮膚の表面には，たえず皮脂と汗が分泌されている．汗は真皮深層から皮下組織の汗腺でつくられ，直接皮膚の表面に排泄される．皮脂はまず真皮深層の脂腺から毛包に分泌されてから毛包壁を通り，皮膚の表面へと広がっていく．汗は水，皮脂は油だが，この２つは，皮膚の表面ではうまく混じりあって（乳化状態）薄い膜をつくっている．これを**皮脂膜**という．性質が油の膜に近いからである．

この膜のおかげで，皮膚の表面は常に滑らかで，潤いが保たれるが，皮脂の分泌量には個人差があり，多ければ「脂性肌」に分類されてニキビなどの原因になり，少なければ「乾燥肌」に分類され，スキントラブルを起こしやすくなる．

1 皮脂膜

a. 皮脂膜の働き

皮膚の表面，すなわち角層表面を覆う皮脂膜は，皮膚に潤いと滑らかさを与える（**皮膚の保湿作用**）だけでなく，外界から受けるさまざまな刺激から皮膚を守る役目も果たしている（**皮膚の保護作用**）．したがって，油分の少ない乾燥肌は傷つきやすい．油分の多いクリームを使うのは，皮脂膜を補うためである．

皮脂膜は**弱酸性**である．皮膚表面の細菌の発育をおさえるだけでなく，皮膚表面にアルカリ性の物質が触れたときに中和させ，アルカリの害から皮膚を守る働きもある．これを**アルカリ中和能**と呼んでいる（p.38 参照）．こうした皮脂膜の働きをまねてつくられているのが，保湿を目的としたクリームや保湿剤である．

皮脂膜は，いったん失われても補充されるスピードは速く，例えばエーテルでこれを拭きとると 1 時間後にはその 50％が補充され，4 時間経つと完全に元に戻る．特にぬれた皮膚の表面では顕著であり，1 分間に 4 cm^2 の速さで広がっていく．

b. 皮脂膜の汚れ

皮脂膜には，汚れやすいという欠点もある．顔の皮膚は外界に直接さらされていることから，知らず知らずのうちにいろいろな汚れが付着するが，油の膜であるため落ちにくく，皮脂膜そのものの性質にまで影響が及ぶ．例えば，乳化状態に変化が生じ，皮膚に適した油の膜でなくなることもある．また，ほこりに触れると皮脂膜の油が吸収され，皮膚の表面が乾き，ほてり，場合によっては荒れてくる．

保湿を目的としたクリーム自体も汚れやすいため，1 日中付けたままにしておかず，できれば 3〜4 時間ごとに石鹸などの洗顔料やクレンジングクリームを使ってきれいに洗い，汚れを落としたあとに新しくクリームをつけることが大切である．

また，俗に「垢（アカ）」といわれるものは，皮脂膜に付いたほこりと皮膚表面からはがれ落ちてきた角質片が混ざりあったものである．皮脂膜の油分と角質片のタンパク質とがしっかりと結合しているため，垢は皮脂膜ごと皮膚表面から洗い落とさなければ取れない．それには石鹸を使うのが最も効果的である（洗顔料については p.107 参照）．

c. 皮脂膜は乳化している

皮脂膜において，水と油がひとつに混じりあっているのは，乳化されているからである．乳化とは，牛乳のような状態をいう．牛乳の場合，水の中に油の滴が細かくちらばっているため，乳白色ににごって見えるのである．

だが，水と油を勝手に混ぜても，このようにはならない．**乳化剤**を加え，水

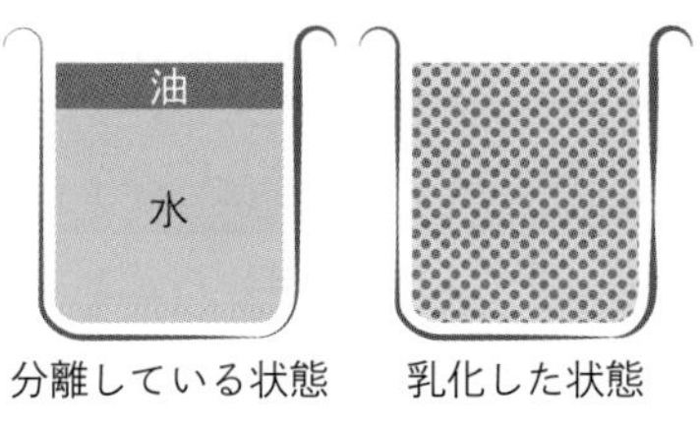

図 2-3　乳化のしくみ

と油の表面張力を下げるとよい（**図 2-3**）．このとき，油滴が水の中に細かく分散しているような乳化を**水中油型** oil in water（o/w 型）といい，逆に，油の中に水滴が細かく分散しているものを，**油中水型** water in oil（w/o 型）という．皮脂膜の中で乳化剤として働くものは，皮脂に含まれているコレステリン，リン脂質，乳酸などである．

皮脂膜は，普通の状態では w/o 型であり，皮膚の表面は油に覆われているに等しい．皮脂膜の乳化は皮膚表面の状態によって変化する．汗をかくと，汗が早く蒸発するよう o/w 型になり，汗が止まるとまた w/o 型に戻る．つまり，皮脂膜は w/o 型 ⇄ o/w 型と可逆的な転換を行っているのである．

また，皮膚表面は全体が同じような乳化状態を示しているとは限らない．ある部分では w/o 型でも，別の部分では o/w 型というように，2 つのタイプが入り混じっていることもありうる．そのような場合，前者はより脂性に，後者はより乾性に感じられる．

保湿を目的としたクリームにも乳化剤が使われており，例えば，バニシングクリームは o/w 型，コールドクリームは w/o 型である．クリームは皮脂膜を基準にしてつくられ，その組成に近いものほどよいクリームといえる．

d. 皮膚（皮脂膜）の pH

美容を語るとき，「皮膚の pH」という言葉をよく用いる．正確にいうと皮膚自身の pH ではなく，「皮膚表面の皮脂膜の pH」をさす．健康な日本人の皮膚の pH 値は 4.5～6.0（6.5 までは正常とみてよい）で，その範囲はかなり広い．

表 2-1 に示すとおり，皮膚の pH 値は皮膚表面の皮脂量と反比例しており，

表 2-1　身体各位における皮膚の pH 値

	頬	前腕	手背	指先（人差指，中指）	指間（第 2）
男	5.66	5.17	5.27	5.45	4.55
女	5.61	5.67	6.19	6.50	6.29

例えば四肢の先端にいくにつれて皮脂量は減ってくるのに対し，皮膚の pH 値は高くなってくる．

皮膚の pH 値が弱酸性であるのは，皮脂中の脂肪酸と汗の中の乳酸の影響による．pH 値は脂性の皮膚ほど低く，乾性の皮膚ほど高く，中性～アルカリ性に傾いている．また，男性のほうが女性より pH 値が低い．1 日の中でも pH 値は変動し，午後遅くには 5 に下がるが，次第に増加して，深夜には 6～7 の間となる．それ以降は次第に下がり，正午には 5.2～5.3 の平均値をとる．

このように，皮膚の上にはたえず弱酸性の皮脂膜がのっているため，皮膚は**酸に対しては強いが，アルカリに対しては比較的弱く**，アルカリ性のものが皮膚に触れるとカブレやすい．そのため，日本では「石鹸は皮膚に害がある」と考えられてきた（「皮膚と洗浄」p.107）．しかし，実際はカブレを起こすことは少ない．なぜなら，短期間のうちに本来の pH にかえす力が皮膚表面に備わっているからである．これを「**皮膚のアルカリ中和能**」と呼ぶ．このため，**図 2-4** のように，pH11 の苛性カリ液を皮膚表面にたらしても，15 分後には元の pH に戻る．しかし，アルカリ中和能が弱いと，**図 2-5** のように，30 分経っても戻らない．

したがって，皮膚のアルカリに対する抵抗力が強いかどうかは，このアルカリ中和能の強弱による．もっとも，毎日のように水仕事を繰り返す場合は，皮膚は次第にアルカリに弱くなっていく傾向がある．

つまり，皮膚の pH 値が高くても（アルカリ性に傾いていても），アルカリ中和能が強ければカブレないし，低くてもアルカリ中和能が弱ければカブレるわけで，皮膚の pH 値だけでカブレやすさを断定することはできない．

「中性の肌」という言葉が使われることがあるが，それは皮膚の pH 値が中性，つまり 7 というわけではなく，「脂性にも乾性の肌にも傾かない，その中

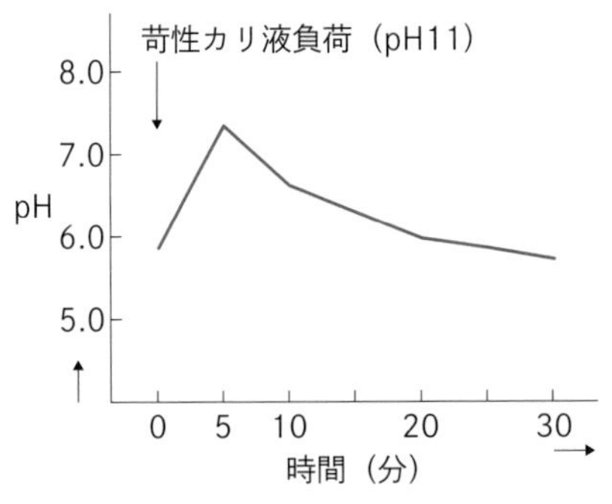

図 2-4　皮膚のアルカリ中和能（健常人）

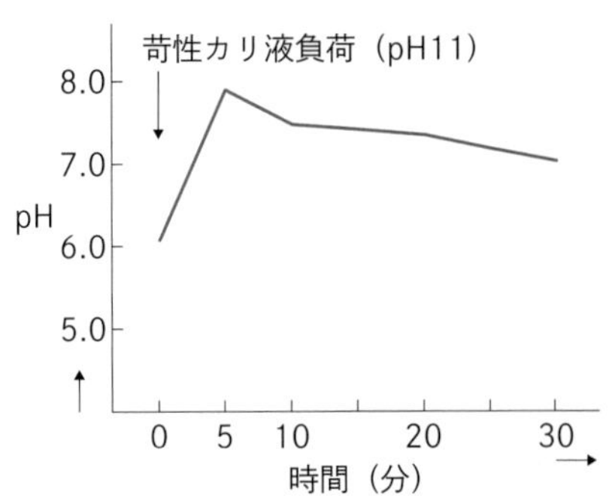

図 2-5　皮膚のアルカリ中和能

間の肌」という意味と解釈すればよい．また，皮膚の pH 値が弱酸性であるために，皮膚の表面における細菌の発育・増殖が妨げられていることは，前に述べたとおりである．

2 皮脂膜と美容上の問題

a. 肌質の分類

肌は，皮脂の分泌量によって脂性肌，普通肌，乾燥肌に大別され，これに混合肌や敏感肌なども加わる．自分の肌質をよく理解することは正しいスキンケアの第一歩である．ここでは脂性肌について述べる（乾燥肌，混合肌，敏感肌については p.33〜35 参照）．

b. 脂性肌

皮脂の分泌量が過剰な肌を**脂性肌**という．**オイリースキン**あるいは脂性（あぶらしょう）などと呼ばれることもある．顔のテカリや毛孔の開き，鼻から両頬にかけての赤味などが目立つ場合が多く，さらに進むと油やけにより色素沈着することもある．また，人によっては皮膚が肥厚し，皮膚表面が凸凹に見える．皮脂にはほこりなどが付きやすいことから，毛孔や汗孔にも汚れがたまりやすくなり，ニキビなどの原因となる．脂性肌は男性ホルモンの分泌が活発な人に多く，遺伝的素因もみられる．また，皮脂の分泌はほかの性ホルモンや食事からも影響を受ける．

c. 脂性肌の手入れ

脂性肌は表面の皮脂膜が厚いため，表面張力の関係で毛孔から分泌される皮脂が皮膚表面に広がりにくく，皮脂が毛孔の中に詰まる．この詰まった皮脂をコメド（面疱）といい，これがニキビの始まりにもなる．

脂性肌の日常的な手入れの方法としては，皮脂や汚れを石鹸で丁寧に洗い流すことである．仕上げに，油分の少ないさっぱりとした乳液などで保湿する．

一方，脂腺の働きをおさえて皮膚を脂性に傾かないようにするには，ビタミン B_2 やビタミン B_6 がよい．サプリメントなどを内服するのが一般的であるが，ビタミン B_2 や B_6 を配合したクリームやジェルが使われることもある．

毛孔の汚れが気になるときは，油のよく落ちる洗顔料を使う．「さっぱりとした洗い上がり」，「余分な皮脂をとる」というタイプのものだが，洗浄力の強すぎる洗顔料は角層の保湿因子まではぎとってしまうため，選び方に注意する．余分な皮脂を落としても肌が乾燥しない石鹸もあるので，そのようなものを選んで使うとよい．また，すすぎを十分に行うことも大切である．

脂性の強い部分のケアとしては，硫黄を含むローションや，皮膚科で処方されるクンメルフェルド氏液，あるいは一般的なニキビ対策向けのローションなどをコットンに浸して拭くのもよい．

d. 毛孔の詰まりの手当て

脂性肌の毛孔の詰まりに対して，いわゆる「毛穴ケアグッズ」がよく使われている．ピールオフ（はがすタイプ）のパック類は吸着力の大変強いものだが，はがす際の物理的な刺激が強いため，頻繁に使うのは好ましくない．エステティックサロンなどでは肌にスチームを当てて蒸し，毛孔を開かせ，中に詰まった皮脂をきれいに除去する方法もとられている．エステティックサロンや美容皮膚科でよく行われているケミカルピーリング（p.191 参照）は，皮膚にグリコール酸などの化学物質を塗り，詰まった皮脂を除去しやすくするものである．ケミカルピーリングは，ニキビ治療にも効果的である．

3｜皮膚の血液循環

皮膚の血液循環がよいことは「美しい皮膚」の条件のひとつである（p.8 参照）．皮膚の健康と美しさをつくりあげる上で，最も大切なものが皮膚の血液循環だといってもいいすぎではない．なぜなら，血液によって皮膚に必要な栄養が十分に運ばれ，それが表皮の新陳代謝を促して皮膚の表面を滑らかにし，真皮の結合線維と弾力線維の働きも活性化されて，皮膚のハリと弾力を高めてくれるからである．その上，血色がよい皮膚は，健康的にみえるからである．

また，老廃物がたまると内側から皮膚にダメージが及んで，加齢変化を早める原因にもなるが，皮膚の血液循環がよければ老廃物を早く運び去ることもできる．

1 皮膚の血管系

毛細血管は，皮膚の外からの刺激に影響されやすい．マッサージ，赤外線照射，皮膚吸収などの美容治療や施術の多くは，この性質を応用して行っている．毛細血管が弱いと刺激にも弱くなるため，皮膚の健康的な美しさを保つためにも毛細血管を丈夫にしておきたい．

皮膚の働きに大切な脂腺，汗腺，毛包の周りには，毛細血管がこれらにからむように取り巻いている．それは，たえず働いているこれらの細胞に，必要な栄養素が十分に供給されなければならないからである．

血液を心臓から皮膚の毛細血管まで運ぶ動脈，皮膚から心臓まで戻す静脈は，皮膚から皮下組織にかけて，全体に入り混じって存在しているのではなく，真皮乳頭下層，網状層，皮下組織において皮膚の表面と平行に，網目状になって広がっている．そして，直角に上下に走る小血管によってそれらが結ばれているため，マッサージを行うときは，その配列を乱さないよう，皮膚の表面に平行に施すことが大切である．

動脈は，自律神経の働きによって収縮したり拡張したりする．例えばショックを受けたり，びっくりしたり，寒かったりすると，交感神経が緊張して動脈が収縮するため，皮膚に血液が十分に送られず，その結果，「青白い顔」になる．

逆に，副交感神経の働きが強くなると，動脈が拡張して皮膚に多くの血液が流れ込み，赤みを帯びる．「真っ赤な顔」になるときがこの状態である．いわゆる「顔のほてり」は，温かい動脈血が急激に顔の皮膚に集まってきたときに起こる．更年期に突然，顔がほてることがあるが，この時期は全身の自律神経系が不安定であるため，副交感神経の働きが強くなって，発作的に顔面の動脈が拡張して起こるものである．これを**フラッシング反応**という．

2 皮膚の血管の働き

皮膚の血管の主な働きは，皮膚に栄養を与えることである．毛細血管から皮膚の中に栄養と水分がにじみ出るが，一方では，新陳代謝の結果として生じた皮膚の老廃物を溶かして静脈やリンパ管に取り込んでいる．こうして皮膚の新陳代謝をサポートするだけでなく，皮膚の水分量を一定に保っている．毛細血管の状態によっては，血管から普通以上に水分がにじみ出ることがある．すると，皮膚の水分量が増してきて，皮膚全体がむくんだようになる．蕁麻疹や強いカブレ（接触皮膚炎）を起こすと，皮膚が赤くなるとともに腫れてくるのはこのためである．

このように，血管から水分があふれ出やすくなる状態を「血管の透過性が高まる」という．ヒスタミンなどの毒素の働きによるもので，重度になると水分が大量ににじみ出て皮膚にたまり，水ぶくれ（水疱）となる．ヤケド（熱傷）の水疱もこうしてできる．

一般に，血球成分（赤血球，白血球）は血管からあふれ出てこない．ところが，血管がもろくなって，赤血球が血管の外にあふれ出てくることがある．皮下出血を起こしたとき，あるいは紫斑と呼ばれるもので，原因は血管壁が破れること，もしくは血管壁の結びつきがゆるむことによってあふれ出るかのいずれかである．

こうして皮膚にあふれ出た赤血球は，破壊されて血の赤味をつくる血色素（ヘモグロビン）が変化し，黄褐色のヘモジデリンとなる．皮下出血の色が，紫紅色から黄褐色になり，最後に黄色になって消えていくのはこのためである.

3 血管系を強くするもの

皮膚の健康，ひいては生き生きとした美しい皮膚をつくり上げる上で最も大切なことは，皮膚の血管壁を丈夫にし，血液およびリンパの循環を促すことである.

ビタミンC，ビタミンPの摂取は血管壁を丈夫にして，血管がもろくなって出血するのを防ぐために効果的である．ビタミンEは，皮膚の血流をよくする働きがある．特に，小動脈を広げるので，皮膚に十分な血液がいきわたるようになる.

また，副腎や卵巣などの内分泌腺の働きが悪くなると，皮膚の血流も悪くなるため，これらの働きを良好に保つことも大切である.

しかし，皮膚の血管壁を丈夫にして血液およびリンパの循環を促す最良の方

目の周りのクマ

クマは，目の周りやその一部が黒味がかった状態にみえるもので，皮膚のうっ血や炎症後色素沈着などの要因で起こる．特に下まぶたは皮膚が最も薄い部分であり，顔のほかの部分より皮膚のコンディションを反映しやすいことも原因である．うっ血によるものは，疲れやストレス，睡眠不足などによって眼輪筋の筋力が低下し，眼窩の脂肪が下まぶたに突出し血管を圧迫して血液循環がとどこおるために，どす黒い血液となりクマができる.

また，目の周りの皮膚の乾燥や，クレンジング剤をつけたコットンでアイメイクをゴシゴシこすり落とすことによる「炎症後色素沈着症」もクマの原因のひとつではないかとされている．クマができたときは，マッサージや温湿布などで血行をよくするほか，保湿剤をたっぷりと補い，皮膚にハリをもたせると目立たなくなる.

法は，皮膚のマッサージである．その際，補助的に行われているのが赤外線照射などの施術で，これらを組み合わせたものがフェイシャルトリートメントである．

4 皮膚のマッサージ

皮膚のマッサージには，① 皮膚の血液およびリンパの循環を促す，② 皮膚の血管を丈夫にする，③ 皮膚の温度を高めるといった 3 つの作用がある．

マッサージの技術としては，皮膚に傷をつくらないように，あるいは手のすべりがよいように，油分を多く含むクリームなどが用いられることも多い．蒸しタオルなどで事前に皮膚を温めるのも，血行促進の手助けになる．

最も重要とされるのは，マッサージを行う方向であり，それは膠原線維の長軸に沿う皮膚の割線方向に一致している（**図 2-6**）．もし，割線に対して直角の方向にマッサージしたら，膠原線維や弾力線維の配列を乱し，皮膚をたるませる結果になる．

また，マッサージは指先だけを使うものと考えている人が少なくない．指先しか使えない狭い部分もあるが，手のひらを使って丁寧に行うことが望ましい．そのほうが，広い範囲をマッサージできるからである．

脂腺や汗腺の周りに多く分布している毛細血管の血流もよくなる．脂腺の働きが盛んになれば，皮脂の分泌が活性化されるため，皮膚にも潤いが出てくる．

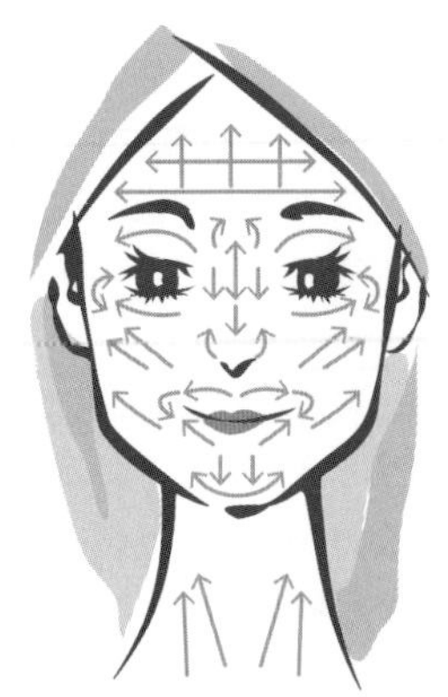

図 2-6　マッサージの方向

さらに，毛乳頭の血行も促進され毛の発育につながることから，頭髪の衛生の一環として，頭の地肌をよくマッサージすることが推奨されている．

顔や頭皮のマッサージは，短かすぎず長すぎず，15 分程度がよい．20 分を超えると肌に負担がかかるので，長くならないようにする．

5 赤外線

エステティックサロンなどでの施術では，赤外線照射が併用されることもある．美容に用いられる赤外線は比較的害が少なく，誰でも使えるので，機器も広く販売されている．赤外線照射により皮膚が温まり，血液循環は促されるが，血管壁を強くする働きは手によるマッサージのようには強くない．

一方，紫外線は化学線とも呼ばれ，医療ではさまざまな治療に用いられているが，正しい知識をもたずに使うと皮膚に重大な害を残す危険性があるため，一般向きではない．

リンパの役割

リンパ液は体内を流れる体液として，皮膚の健康を保つために重要な役割を担う．皮膚の細胞は，たえず毛細血管からしみ出る組織液から必要な栄養や酸素を取り込んで新陳代謝をしているが，そのあとに残る代謝産物である老廃物や二酸化炭素などがリンパ液となって流れていくからである．

4 | 経皮吸収

経皮吸収とは，皮膚の表面のものが表皮を通過して，真皮にまで入っていくことをさす．なお，有棘層に達したものは，容易に真皮にまで入っていく．

正常な皮膚では，分子量 500 以下の物質は経皮吸収が可能だが，分子量 1,000 以上の物質は角層を通り抜けて侵入することはできない．

1 経皮吸収の経路

皮膚の表面からいろいろなものが真皮まで入っていくことを経皮吸収といい，経皮吸収されたものは，さらに血管を通して全身へと運ばれていく．

この経路には大きく分けて，表皮からの直接の経路（経表皮経路）と皮膚付属器からの経路（経付属器経路）の 2 つがある．まず，表皮からの直接の経路（経表皮経路）は，一般には角層直下にある**バリアゾーン** barrier zone といわれる薄い層によってブロックされている．しかし，何らかの要因でバリアゾーンが壊れたり，吸収しやすい成分が皮膚表面に付着したりすると，表皮から直接に経皮吸収が行われる．

次に，皮膚付属器からの経路では，**図 2-7** に示すように，エクリン腺の汗孔および毛孔から経皮吸収され，毛孔から入った物質は皮脂腺やアポクリン腺，毛包壁を通して真皮内に入っていくと考えられている．この経付属器経路では，バリアゾーンが壊れていない健全な皮膚でも経皮吸収が可能である．

2 油溶性物質

前述のとおり，皮膚の表面は薄い皮脂膜で覆われている．これは w/o 型の乳化状態で，いい換えれば油の膜で覆われているのと同じである．そのため，経表皮吸収させるには，油に溶け込み，直接皮膚の表面にふれられる w/o 型クリームなどを用いることが基本となる．つまり，油溶性物質は経表皮吸収される可能性があることを考慮して扱わなければならない．

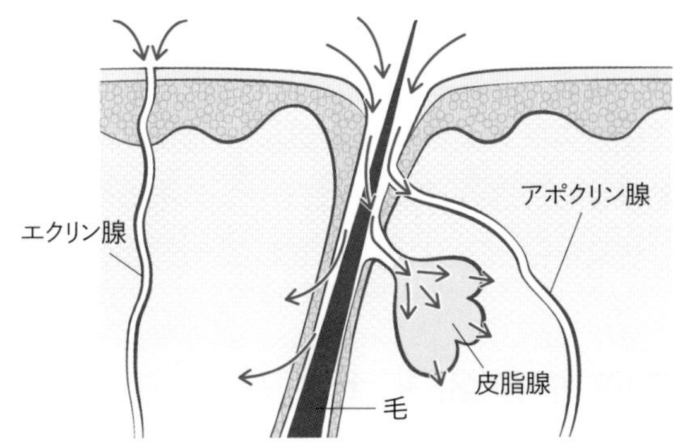

図 2-7　経皮吸収の経付属器経路

油溶性物質には，外用薬としてよく使われる副腎皮質ホルモンのほか，女性ホルモン（エストロゲン，プロゲステロン），男性ホルモン（テストステロン），油溶性ビタミン（ビタミン A，ビタミン D，ビタミン E，ビタミン K）などがある．

経皮吸収されたものは全身的に働くため，内服薬や注射薬の代わりに，軟膏あるいはクリーム，テープ剤として治療に使われている．また，上記の油溶性物質は体内にも存在するため，経皮吸収されても量さえ過剰でなければ身体に害を及ぼさない．

3 水溶性物質の経皮吸収を強める方法

水溶性ビタミンをはじめとする水溶性物質は，健康な皮膚においては経皮吸収される量は少ない．そこで，健康な皮膚においては経皮吸収されにくい水溶性ビタミンなどを，経皮吸収されるようにする方法がある．脂肪酸（例えばステアリン酸，パルミチン酸，オレイン酸など）のエステルにし，油溶性にかえて用いるのである．わが国では，ビタミン B_6，ビタミン C，パントテン酸としてこれらが使われている．

また，経皮吸収を促進，増加させるには次のような方法がある．

① イオントフォレーシス（イオン導入）は，水溶性のものでも電気的に経皮吸収させる方法である．シミやニキビの改善のほか，多汗症やわきがを抑

える目的などで用いられている．

② 入浴時などに，皮膚の温度を上げるとともに，湿度を高めて角層をふやけさせると，バリアゾーンがこわれて皮膚からの吸収性が高まる．

③ 皮膚よりも粘膜からのほうが吸収されやすい．そのため，口腔錠（バッカル）のように粘膜から吸収されることをねらった薬剤もある．

4 経皮吸収を目的とする化粧品

経皮吸収を目的とする化粧品は主に薬用クリームで，「医薬部外品」に指定されている成分を含んでいる．化粧品の剤型はさまざまな工夫がなされており，ジェルやローションタイプもあるが，やはり薬用クリームは化粧品の中で最も経皮吸収の目的にかなったものだといえるだろう．

あとでも述べるように，ビタミンは肌荒れやニキビの改善，養毛など，皮膚の健康を保つ上で重要な役割を果たし，皮膚に塗っても害になる心配が少ない．油溶性ビタミンであるビタミンAやビタミンEが配合されているクリームは，乾燥肌や毛孔角化，さめ肌，手荒れ（特に予防）などのケアに適している．いわゆる「シワ改善化粧品」で目にするレチノールとは，ビタミンAのことである．ビタミンEは皮膚の血液循環を促す働きがある．

ビタミンB_2，ビタミンB_6，ビタミンCなどの水溶性ビタミンは，そのままでは経皮吸収されないが，多くの脂溶性誘導体が開発されており，化粧品にも積極的に配合されている．

5 皮膚の色

皮膚の色は人種によって異なるだけでなく，体の部位による違いもある．たえず日光にさらされる露出部位は，一般的に色が黒い．乳首や外陰部も黒ずみやすく，腹部の中央にも淡褐色の線があるが，これらは妊娠すると特に色が目立ってくる．これらの多くは皮膚のメラニン色素によるものだが，メラニン以外の色素や皮膚の血液の状態によっても皮膚の色は変わってくる．

1 皮膚の色を決めるもの

a. メラニン色素

皮膚の色を決める主なものは，**メラニン色素**である．メラニン色素そのものは茶色だが，皮膚のメラニン色素の量が多いほどより黒くみえ，皮膚の深いところにあるほど青くみえる．つまり，黒色人種はメラニン色素が多いために皮膚が黒くみえ，白色人種はメラニン色素がほとんどないために白くみえ，黄色人種はその中間なので黄褐色にみえるのである．また，青アザ（蒙古斑，太田母斑など）は，表皮よりも深い真皮の中にメラニン様の色素が増えるために青くみえる．

b. メラニン以外の色素や金属など

メラニン以外にも，さまざまな色素や金属によって多様な色が皮膚に沈着する．色素の中で有名なのは黄色のβカロテンである．例えば，ミカンをたくさん食べると皮膚が橙黄色になってくる．特に手のひらや足の裏など，メラニンがないところに目立ってくるが，これはミカンに含まれているβカロテンが皮膚に溜まるためである．ミカンに限らず，海苔や南瓜，ニンジン，トマト，ホウレン草など，βカロテンを多く含むものを食べたときに起こり，これを**柑皮**（かんぴ）**症**と呼ぶ．また，肝臓系疾患による黄疸で，顔や眼球が黄色になるのは，胆汁色素のビリルビンが皮膚や眼球結膜に沈着するためである．

また，鉄が皮膚に沈着すると，メラニンのように褐色あるいは黄褐色に変化することがある．これは打撲などにより皮下出血後に赤血球中の血色素（ヘモグロビン）が破壊され，ヘモジデリンとなって皮膚に沈着したものである．

入れ墨は，墨汁や金属を人工的に皮膚に沈着させるもので，墨汁では黒から青色，水銀では赤色，銅では緑色になる．

皮膚の表面に自然に垢や汚れがしみついたときも，皮膚がくすんでみえる．一方，人工的に皮膚に色を付けるものがメーキャップである．

c. 皮膚の血液

皮膚に流れる血液も，皮膚の色に影響を与える．皮膚には毛細血管が多く張り巡らされており，さまざまな要因で皮膚の血液循環がよくなると，血管の中に大量の赤血球が集まって皮膚の色は赤くなる．反対に血液循環が悪くなると，青白い皮膚になる．また，血液の酸素濃度が低下すると青紫色になる．血色がよいか悪いかは，皮膚の血液の状態を反映したものである．

2 メラニン

a. メラニンは色素細胞（メラノサイト）でつくられる

メラニンのほとんどは皮膚でつくられるが，皮膚に限られているわけではなく，眼の網膜や脳膜などでもつくられる．皮膚でメラニン色素がつくられるのは，表皮と真皮の境界である基底細胞の間に点在する**色素細胞（メラノサイト）**で，アメーバのように星芒状になっており，長い足を出している．これは神経提に由来する細胞で，その周りの角化細胞（基底細胞，有棘細胞）とは異質のものである．このため，メラニン形成は精神的因子に左右されることが多い．

色素細胞にはチロジナーゼという酵素があり，メラニン色素はアミノ酸のひとつであるチロシンからチロジナーゼにより，**図 2-8** のような道をたどって生成される．ただし，手のひらと足の裏については，色素細胞はあってもチロジナーゼの働きがないため，メラニンはつくられない．しかし，何らかの理由で色素細胞の数が多くなり，その活性も高まると，メラニンがつくられて黒アザやホクロなどができる．

また，脳下垂体から分泌される**色素細胞刺激ホルモン（MSH）**も，メラニン形成を促進する．妊娠すると乳首や外陰部，わきの下が黒くなり，下腹部の正中線に線状の色素沈着が目立ってくるが，これも妊娠期間中に MSH の分泌が多くなるためである．

日光に当たると色が黒くなるのは，紫外線によって色素細胞の働きが盛んになるためである．以前は，日光（紫外線）が直接皮膚に当たることが，色が黒くなる唯一の原因であると考えられていた．しかし，最近は目から入る紫外線が MSH を刺激して色が黒くなることも知られるようになった．

白色人種と黒色人種の色素細胞の数は，ともに変わりないとされている．ただし，白色人種の色素細胞では，チロジナーゼの働きが抑制されているのに対し，黒色人種ではその働きが盛んなために，メラニン形成が促されるという違

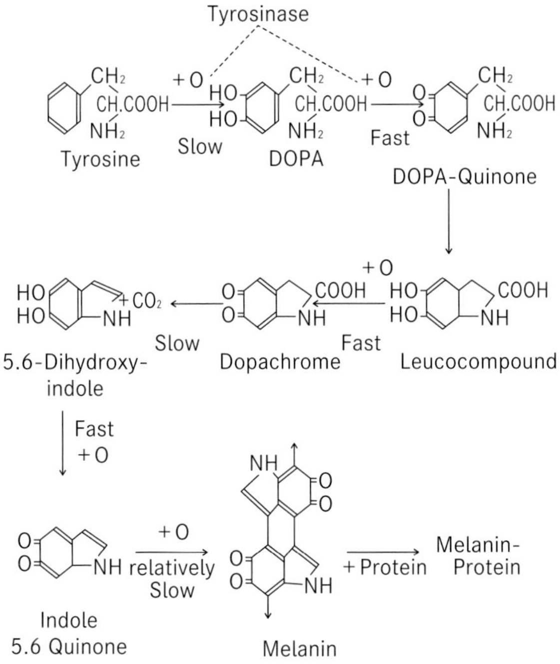

図 2-8　メラニン形成（Fitzpatrick による）

いがある．つまり，人種による皮膚色の違いは色素細胞の数によるものではなく，産生されるメラニン量の違いによって決まる．

b. メラニンは基底細胞に貯えられる

　メラニンをつくる色素細胞は，透明細胞とも呼ばれるように，メラニンがぎっしり詰まっているのではなく，メラニンを生成しても貯えることはない．生成されたメラニンは星芒状の細胞の突起を通し，その周りの基底細胞に送り込まれたあと，褐色の顆粒として貯えられる．しかし，基底細胞の中に一様に貯えられるのではなく，その上方に集中して帽子のように細胞核にかぶさっている．これは，基底細胞から次々と生まれた表皮細胞が表皮と角層をつくる中で，強い紫外線によって細胞分裂で一番大切な細胞核が破壊されて表皮や角層に欠損ができないよう，紫外線から基底細胞を守るという大切な役目を担っている．

つまり，色素細胞は，次から次へと生まれる基底細胞にメラニンを供給し続けることで，皮膚を守っているのである．

c. メラニンの運命（代謝）

メラニンは，色素細胞において新しくつくられる一方で，いろいろな経路で体外に排出されていく．メラニンが皮膚に留まる期間ははっきりしないが，1ヵ月くらいとされている．

メラニンが排出される経路は主に２つである．１つは表皮細胞の新陳代謝（ターンオーバー）に伴い，有棘層の下層から皮膚の表面に向かって有棘細胞とともに押し上げられていき，角質とともに皮膚の表面から落ちていくものである．その間にメラニンは徐々に還元され，白色メラニンになる．そのため，有棘層の中層までは黄褐色のメラニンがみられるが，皮膚の表面に近づくにつれて認められなくなる．ところが，強い日光に当たると白色メラニンは再び酸化されて，元の黒いメラニンに戻る．

もう１つは，アトピー性皮膚炎など表皮に炎症などがあると，破壊された表皮細胞からメラニン顆粒が放出され，真皮の方に摘落していくものである．摘落したメラニン顆粒は真皮の貪食細胞によって，その細胞内に取り込まれる．このメラニンを多く含んだ貪食細胞は，**メラノファージ**と呼ばれている．表皮の炎症が強くなくても，慢性的に炎症が続けばこのような事象が起こる．化粧品などによる接触皮膚炎（色素沈着性接触皮膚炎），ナイロンタオルなどによる摩擦黒皮症（タオルメラノーシス）の色素沈着も，こうしたメカニズムで生じる．

3 皮膚の色の病気

a. いわゆるシミとは

シミとは，皮膚にメラニンが蓄積されることによって生じる，淡褐色や茶褐色から黒褐色の色素斑のことをいう．主に紫外線が原因とされ，日光が当たりやすい顔や手の甲などに生じる．30歳くらいから出現する顔の色素沈着をまとめてシミと呼んでいるが，実際には女性の頬に左右対称に生じる**肝斑**（かんぱん）や老若男女を問わずできる**ソバカス（雀卵斑）**，**日光黒子（老人性色素斑）**のほか，**炎症後色素沈着**や**老人性疣贅（脂漏性角化症）**，**太田母斑**などの疾患が混在している．しかし，一般的にシミという場合は，肝斑や日光黒子のことをさすことが多い．

b. 肝　斑

肝斑とは，主に中年以降の女性の顔にできる淡褐色から褐色の色素斑で，大きな特徴は左右対称にほぼ同じ形，大きさで現れることである．多くは頬骨のあたりに現れ，比較的広い範囲に輪郭がはっきりしない形で広がる．額や口の周辺にできることもあるが，目の周囲にはできない．肝斑という名称は，肝臓の形や色に似ていることに由来する．

肝斑ができるのは次のようなときである．

① 日光に当たったあと
② 卵巣の働きが悪いとき
③ 妊娠時
④ 精神的ストレスのあと
⑤ カブレや機械的刺激のあと

c. ソバカス（雀卵斑）

ソバカスは名称のとおり，雀あるいはウズラの卵の模様に似た色素斑で，遺伝的傾向が強く，色白の人に多くみられる．一般に3歳頃から生じるが，思春期に顕著になる．米粒大ぐらいまでの小さな淡褐色の色素斑が，特に顔面の両頬から鼻背に多発する．手背，上腕，肩などの日光露光部に生じることもある．ことに夏季の日光照射によって悪化する．

d. 日光黒子（老人性色素斑）

40代以降，顔面や手背，前腕などの日光に当たる部分に5～20 mm大の褐色から濃褐色で，円形から不整形の比較的境界のはっきりした色素斑が，数個ないしは十数個生じる．肝斑とは異なり，基本的に左右対称ではない．小児期からそれまでに浴び続けた紫外線や，加齢によるターンオーバーの滞りが原因と考えられている.

e. 炎症後色素沈着症

カブレや機械的刺激に起因する，表皮の慢性の炎症による色素斑には，**色素沈着性接触皮膚炎**，**摩擦黒皮症**などがある．色素沈着性接触皮膚炎の場合，カブレを繰り返したあとに紫褐色または紫灰色の色素斑が生じるが，主に顔面にみられ，化粧品によるものが多い．**リール黒皮症**も，粗悪な成分の化粧品による色素沈着性接触皮膚炎である.

摩擦黒皮症は，ナイロンタオルなどによる慢性の機械的刺激によって起こる．アトピー性皮膚炎患者の「さざ波様色素沈着」，「ダーティネック」などの名称で表現される首の色素沈着も，慢性の掻破による機械的刺激が原因である.

顔面頬部の色素沈着も，ファンデーションをコットンなどでゴシゴシこすり落とすことによる炎症後色素沈着症で，肝斑の原因のひとつともいわれている.

f. アザとは

アザとは，皮膚の一部の色がその周りの皮膚の色と違ってみえる先天性の皮膚疾患をいい，色の違いにより青アザ，茶アザ，黒アザ，赤アザなどと呼ばれる．通常は生まれつきか，生後に生じる色の変化が長く残るものをアザという．打撲で生じる出血斑（打ち身）は，放置していても自然に消失するのでアザには含めない.

g. 青アザ（太田母斑・蒙古斑）

青アザには太田母斑と蒙古斑とがある．普通では真皮に存在しないメラノサイト（色素細胞）が真皮に存在するため，青くみえる.

太田母斑は，乳幼児期から思春期に顔面頬部や眼囲，眼球結膜に生じ，灰青色に褐色が入った色をしており，自然に消失することはない.

太田母斑は，一般には顔面の片方に生じるが，成人以降に両頬に太田母斑に似た青アザが生じることがある．これを**遅発性両側性太田母斑様色素斑**（真皮メラノサイトーシス）と呼び，肝斑などと間違える場合もある.

蒙古斑は，日本人などの黄色人種では大部分の乳児にみられる青アザで，お尻から背中にかけて青色斑が生じる．生後 2 歳頃までには青色調が強くなるが，その後徐々に薄くなり，10 歳前後までには大部分が消失する．まれに腕や足，腹部や胸部などに蒙古斑がみられることがある．これを**異所性蒙古斑**と呼び，成人になっても完全には消失しない．

h. 茶アザ

茶アザは，表皮に存在するメラニン色素が多いために，周りの皮膚より茶色く見えるアザである．**カフェオレ斑**，**扁平母斑**，**ベッカー母斑**などがあり，成人になって生じるシミやソバカスとは医学的に区別される．

i. 黒アザ（色素性母斑・ホクロ）

黒アザは，母斑細胞というメラニンをつくる細胞からできる良性腫瘍で，**色素性母斑（母斑細胞母斑）**と呼ばれる．色素性母斑は黒子と通常型色素性母斑，巨大型色素性母斑とに分けられ，黒子をホクロ，通常型と巨大型を黒アザと呼んでいる．

j. 赤アザ

血液中に存在する赤血球のために赤く見えるアザを赤アザという．医学的には血管奇形と呼ばれ，生まれつき存在する平らな**毛細血管奇形（単純性血管腫）**と，生後まもなく生じて 1 歳頃までに急激に大きくなり，その後徐々に小さくなる**乳児血管腫（イチゴ状血管腫）**とがある．

k. 白斑（はくはん）

皮膚の基底層に分布するメラノサイト（色素細胞）は紫外線から皮膚を守るためにメラニン色素を生成するが，その減少または消失によって皮膚の色が白く抜けるものを**白斑**といい，先天性白皮症と後天性の尋常性白斑とがある．

先天性白皮症は，大変まれなメラノソーム生成障害による病気で，出生時からピンク色の皮膚，白から金色の毛髪，視力障害を伴う．紫外線による皮膚障害・発癌を予防するために，乳児期から徹底した遮光の指導が必要である．

尋常性白斑は，メラノサイトが何らかの原因で減少または消失する後天性の病気で，皮膚の色が白く脱色する．身体のどの部位の皮膚にも脱色症状をみるが，日光に当たりやすい手や足，顔面，口，唇などに初発症状をみることが多く，特に手の病変は難治性である．口腔内や鼻の粘膜に症状が出るケースもある．脱色の進行を予測することは困難であり，ある程度の段階で止まることもあれば，さらに全身へと拡大することもある．

4 シミの手当てと治療

a. 紫外線防御

いずれのシミも，強力な増悪因子は紫外線である．どのような治療をする場合でも，紫外線防御なしには十分な効果は得られない．治療後の再発を防ぐためにも，サンスクリーン剤をこまめに塗ることが基本である．帽子や日傘などで日差しをさえぎることも忘れてはならない．

また，目から入る紫外線も皮膚のシミを濃くするため，常に透明な紫外線カットレンズの眼鏡をかけることも必要である．色の付いているサングラスは瞳孔が開き，かえって紫外線が多く入るため，シミの予防には不向きである．

40 代以降に生じてくる日光黒子（老人性色素斑）は，長年にわたって紫外線を浴び続けた証拠ともいえるもので，これを予防したい場合は，幼少時からの紫外線ケアが必須である．

b. 美白化粧品

過剰に生成されて皮膚の中に留まっているメラニンを外に排出させたり，こわしたり，またはメラニン生成プロセスを阻害してシミを薄くするのが美白剤本来の定義であり，薬用化粧品や医薬外用薬などがあげられる．一般化粧品は「メーキャップ効果により肌を白く見せる」美白効果を目的に使用されているが，美白化粧品には含めない．

本来の美白化粧品は薬用化粧品（従来の医薬部外品）の範疇に入るもので，薬機法（旧薬事法）による承認を受けたものは「メラニンの生成を抑え，シミ，ソバカスを防ぐ」などを併記することにより「美白・ホワイトニング」の効能効果を表現することが認められており，多くの製品が研究開発を経て，市販されている．

美白化粧品の成分として，各メーカーにより次々に新成分の開発が進んでいるが，それには次のようなものが含まれている．

①メラニン色素の沈着を防ぐもの

メラノサイトからケラチノサイトへのメラニン色素の移行を阻止するもので，ダイズエキスやニコチン酸アミドが知られている．

②メラニン色素生成を阻害するもの

メラニン色素生成のスイッチを入れる物質の働きをおさえたり，メラニン色素がつくられる途中でそれを阻害するもの．アスコルビン酸（ビタミンC）とその誘導体や，トラネキサム酸，ルシノール，カミツレエキス，マグノリグナン，コウジ酸，アルブチン，エラグ酸，油溶性甘草エキス（クラブリジン）などがある．医薬品としても使われるハイドロキノンは，5％までの配合が認められている．

c. トレチノイン療法，ケミカルピーリング

ビタミンA誘導体のひとつであるトレチノインは表皮のターンオーバーを促進させるので，皮膚科ではシミの治療に美白剤と併用して用いられることが多い．

ケミカルピーリングは，化学成分で角層や表皮の一部をはがし，皮膚を自然に再生させる治療で，さまざまな美容的効果が得られる．メラニンを減らす作用があるともいわれるが，実際は角層や表皮をはがす意味のほうが大きい．ただし，表皮が薄くなると紫外線の害を受けやすくなるので，注意が必要である（「トレチノイン療法」p.192，「ケミカルピーリング」p.191参照）．

d. 医薬品およびサプリメント

最も知られているのはビタミンCである．美容上，ビタミンCが重視されているのは，皮膚の色素増加を改善あるいは予防するとされるためであり，ビタミンCの大量内服療法や注射療法も行われている．ビタミンCはメラニンを還元し，褪色させる働きをもつ．また，副腎皮質の働きを活発にすることで，脳下垂体から分泌され，メラニンの生成を促すMSHと呼ばれるホルモンの働

きをもおさえる．肝斑に対しては，ビタミンCとトラネキサム酸の併用も効果があるとされる．紫外線によるダメージを内側から防ぐ栄養素として，ビタミンC以外ではβカロテンやビタミンEもよい．

e. 外科的治療

レーザー光でシミやアザの部分を燃焼させ，取り去ってしまうレーザー療法が主流になっている．液体窒素，電灼なども行われる．種類によっては外科的に切り取ってしまう．ただし，肝斑に対しては一般にレーザー治療は行っていない．レーザー治療が効かなかったり，いったんは肝斑が消えても再発したり，前よりかえって悪くなる例も多いからである．

5 アザの治療

アザの治療といえば，30年ほど前まではドライアイス療法や手術療法が行われていたが，レーザー機器が登場してさま変わりした．現在ではアザ治療のほとんどはレーザーで治療する時代になり，さまざまなレーザー機器が開発され，アザの種類によって使い分けられている．しかし，レーザー治療は魔法の治療ではなく，症状や年齢，機器の種類，治療習熟度などの要因により，治療成績に差があることも知っておく必要がある（p.189参照）．

6 | 皮膚の衰え（高齢者の皮膚とシワ）

私たちの誰もが歳をとるように，どんな人の皮膚でも衰えをさけることはできない．皮膚の加齢変化は，主に日光に当たらない被覆部位に見られる生理的変化と，日光に当たる露光部位にみられる光老化（ひかりろうか）とに分けられる．

1 皮膚の衰え

加齢による「生理的変化」は，皮膚が萎縮し，皮膚の潤いやツヤ，滑らかさ，ハリなどが減少し，シミやシワが増加する老化現象をいう．

「**光老化**」とは，顔面や項部，手背などに長年にわたって太陽光線を浴び続けた皮膚にシミや深いシワ，イボなどの良性腫瘍，日光角化症などの前癌状態，基底細胞癌などの悪性腫瘍などが生じる老化現象をいう．

2 高齢者の皮膚の特徴

a. 表皮が萎縮してもろくなる

衰えた皮膚は薄くなり，チリメンジワが寄ってくることもある．特に表皮が薄く，有棘細胞はわずかに 2〜3 層の厚さになり，表皮真皮間の波状の凹凸もなく，平らになってくる．

また，皮膚にハリと弾力がなくなり，打撲などの外的負荷で容易に傷をつくり，皮下出血（老人性紫斑）を起こしやすくなる．さらに，真皮乳頭層の毛細血管拡張が起こりやすくなり，皮膚表面から赤いスジになってみえる．

b. 皮膚が乾燥する

脂腺，汗腺の働きが衰え，皮膚表面の油分が少なくなるため，皮膚が乾性にかたむく．この性質は特に冬に目立ち，さめ肌のようになることもある．皮膚の乾燥は外からの刺激を受けやすく，石鹸で身体をゴシゴシ洗ったり，化学繊維の下着を着たりすることによる刺激でかゆみが起こりやすい（p.115 参照）．

c. シミ，黄ばみ，白い斑点ができる

高齢者のシミは，老人性色素斑（日光黒子）と呼ばれる（p.180 参照）．また，小さな白い斑点のようなものが全身にできることが多い．これを老人性白斑という．また，皮膚全体が黄ばんでくることもあり，皮膚の代謝が低下するためと考えられる．

d. 多種類のいぼができる

30〜40 歳を過ぎると，さまざまな種類のいぼができるようになる．顔をはじめ，全身にできる大小さまざまな褐色から黒色のいぼは，脂漏性角化症（老

人性疣贅）と呼ばれる．また，首を中心にできる正常皮膚色から淡褐色の小さないぼは，**スキンタッグ**と呼ばれ，軟性線維腫の一種である．さらに，全身にできる赤い半球状の小さないぼは，**老人性血管腫**と呼ばれる．

3 皮膚の衰えを招くもの

若くして皮膚の衰えが目立ってくる人と，反対に，中年をすぎてもあまり目につかない人とがいる．これは，生まれつきのものである．しかし，例えば40歳で小ジワが目立つように生まれついた人の皮膚も，不摂生をすれば32歳で小ジワを招く結果になりかねない．

皮膚の衰えを早める原因としては，まず太陽光線による光老化があげられる．次に，慢性的な皮膚の炎症（p.168参照）である．軽い炎症であっても，知らず知らずのうちに皮膚の衰えを招くこともあるので，注意しなければならない．

また，小ジワができる前には，皮膚に潤いがなくなり，荒れてくる．よく「化粧品のノリが悪くなった」という人がいるが，それは注意信号と考えることができよう．

4 シワとは

シワは，医学的に定義すると「後天的に生じた皮膚のゆがみ，あるいは表皮から真皮の変形」である．シワの分類は，シワのレベルから表皮性と真皮性の2つに大きく分類され，それぞれ**表皮ジワ**と**真皮ジワ**と呼ばれている（**表2-2**）．

表皮ジワは，目尻や目の下に細く数本はいるもので，シワの深さが表皮レベルまでで，表皮の乾燥により一時的にできるため**乾燥ジワ**とも呼ばれ，保湿で改善する．

真皮ジワには2つあり，1つは目尻や額などの表情筋の方向と垂直の細かいひだで**小ジワ**ともいわれる．シワの深さが真皮レベルまで達し，真皮に変形を生じているので保湿だけでは改善しない．真皮ジワの2つ目は，シワがさらに深まり，目や口の周り，顔の輪郭などにできる大きなひだで，**大ジワ**といわれる．老化によるさまざまな要因から生じるので**老化ジワ**ともいわれる．

表 2-2　シワの分類

a. 表皮ジワ（乾燥ジワ）……目尻や目の下に細かく数本入るもの
b. 真皮ジワ（小ジワ）……目尻や額などの表情筋の方向と垂直の細かいひだ
c. 真皮ジワ（大ジワ）……目や口の周り，顔の輪郭などにできる大きなひだ

表 2-3　シワの原因（発現機序）

a. 表皮の乾燥
b. 真皮の細胞間基質の減少と組成変化
c. 膠原線維や弾力線維の減少または変性
d. 弾力線維の屈曲変形による配列の乱れ
e. 膠原線維への弾力線維物質の斑状ないし帯状の沈着
f. 皮下脂肪の萎縮，下垂
g. 表情筋の収縮，弛緩

シワの原因の多くは，**表 2-3** のように，表皮の乾燥と光老化による真皮の細胞間基質や膠原線維，弾力線維の減少，組成変化，変性などによるものである．その他，皮下脂肪の萎縮や下垂，表情筋の収縮や弛緩などによって，皮膚にたるみが生じてできるものもある．

5 表皮ジワ（乾燥ジワ）は保湿剤で消える

皮膚にシワができる原因として，水分不足がある．皮膚の水分量が少なくなった皮膚に保湿剤を使うと，皮膚の潤いが増して皮膚のハリも回復する．これが保湿剤で消える乾燥ジワの実態である．つまり，これは仮の小ジワであって，皮膚の弾力がなくなってできる真の小ジワとは別に考える必要がある．しかし，早いうちに保湿剤などで対処しなければ，真の小ジワ（真皮ジワ）に移行する．

6 真皮ジワ（小ジワ・大ジワ）の治療とケア

a. 外科的な治療（美容外科のシワ治療）

端的にいうと，皮膚を縫い縮めて，シワを伸ばすのである．フェイスリフト

表 2-4　シワの種類による代表的な治療法

シワの種類	治療法
小ジワ・浅いシワ	AHA*やトレチノインの外用，表皮ピーリング
中程度の深いシワ	表皮下ピーリング
限局した深いシワ	コラーゲンやヒアルロン酸の注入
広範囲の深いシワ	真皮ピーリング
表情ジワ	ボトックス注射

＊ AHA：αヒドロキシ酸

と呼ばれるこの手術は，一時的には効果があるが，しばらくするとまたシワが寄ってくる．そのため手術を繰り返すことになり，今ではほとんど行われていない．

最近では，次に述べる専用の注射器でヒアルロン酸などのフィラー（充填物）を注入する療法が多く用いられている．

b. 美容皮膚科におけるシワ治療

シワの深さが真皮レベルまで達した場合の治療は，従来は難しいと考えられてきた．しかし，最近ではさまざまなシワの治療法が研究・開発されている．

美容外科だけでなく美容皮膚科の分野でも，ケミカルピーリングをはじめトレチノイン療法，レーザー機器による治療，ボツリヌストキシン製剤を注入して表情筋を弛緩させるボツリヌス療法，ヒアルロン酸などのフィラー（充填物）注入療法などが用いられている（**表 2-4**）.

ビタミン A 誘導体のひとつであるトレチノインは，表皮のターンオーバーを改善させる作用がある．抗シワ作用のほか，肌を滑らかにしたり，真皮レベルでのハリを取り戻したりと，小ジワだけでなく皮膚のさまざまな症状を改善することができる．しかし，化粧品や医薬品ともに認可されておらず，医療現場では院内の自家製剤として用いられている．

c. 抗シワ物質

入浴後に消えるような乾燥ジワは，角質細胞間脂質（セラミド）や天然保湿

表 2-5　抗シワ物質

物質	作用
・ビタミンC	抗酸化作用，コラーゲン合成促進
・ビタミンE	抗酸化作用
・βカロテン	抗酸化作用
・リコペン	抗酸化作用
・アスタキサンチン	抗酸化作用
・セラミド，天然保湿因子	保湿
・αヒドロキシ酸（AHA）	表皮（角層）改善，細胞活性
・ビタミンA（レチノール）	線維芽細胞活性（マトリックス成分の増加）
・エストラジオール	エストロゲン様活性
・スフィンゴシン誘導体	エラスターゼ産成阻害
・フコイダン	インテグリン合成促進

因子などの保湿剤で改善することができるが，真皮レベルに達した老化ジワにもある程度の効果が期待できる物質としては，ビタミンC，ビタミンE，βカロテン，リコペン，アスタキサンチン，レチノール，エストラジオール，スフィンゴシン誘導体，フコイダンなどがある．いずれも化粧品に配合されているものである．

レチノールはいわゆるビタミンAのことで，トレチノインほどの作用はないが，穏やかなシワ改善効果が認められている．

また，表皮のターンオーバーを改善するものとしては，αヒドロキシ酸（AHA）などがあり，グリコール酸や乳酸が知られている（**表 2-5**）．

抗シワ化粧品と抗シワ薬用化粧品

日本香粧品学会は，2006年に「抗シワ製品評価ガイドライン」を策定した．それに基づき，2011年に化粧品において「乾燥によるシワを目立たなくする」という効能が追加された．さらに2016年には，医薬部外品（薬用化粧品）において「シワを改善する」という新効能が追加され，大手メーカーが開発した抗シワ成分「ニールワン」を配合した製品が，シワ改善薬用化粧品の1号として承認された．

d. パック

パックは，皮膚と外気を遮断して水分の蒸発を防ぎ，皮膚に潤いを与え，新陳代謝を活発にするもので，パックによってつくられた膜は皮膚に適度の緊張感を与え，皮膚にハリを与えるとされている．

e. 顔のマッサージ

コールドクリームやマッサージクリームで肌をマッサージすると，皮膚の新陳代謝が活発になり，皮脂や汗の分泌が盛んになる．皮膚の血行も促され，皮膚のツヤ，ハリ，潤いに結びつくとされている．

7 皮膚と日光

皮膚が日光に当たると，ビタミンDの合成や血行を促すなどのメリットがあるが，強く日焼けすると皮膚の老化が早まるというデメリットもある．日光が皮膚に与える影響については，近年盛んに研究されており，日光を浴びることによる「光老化」の啓発も進んでいる．

1 日光と皮膚

衣服で被われる部分よりも，たえず日光にさらされる顔の皮膚は，特に衰えが早い．漁師や農夫のように，日光とともに雨，風にもさらされて働く人々には，日光が強く当たる項部（うなじ）にシワが目立ってくる．ほぼ菱形をした深いひだを形成するため，項部菱形皮膚と呼ばれ，皮膚の衰えの典型的なものと考えられている．

2 日光と紫外線

a. 日　光

日光は，その波長によって，次のように３つに区別されている．

紫 外 線（UV）　200～400 nm（ナノメーター）
可視光線（VIS）　400～770 nm
赤 外 線（IR）　770～10,000 nm

これらのうち，290 nm 以下の波長のものは大気中で吸収されるために皮膚には達しない．例えば，260 nm の紫外線は最も強い殺菌作用をもっているが，この光線は地上にすら達しない．私たちの皮膚が日光に当たって赤くなる（サンバーン）のは赤外線と紫外線の作用で，メラニンが増えて黒くなる（サンタン）のは紫外線の作用である．

現在，紫外線はヒトの皮膚における光発癌および光老化と因果関係があると，一般的に認められている．また，最近では可視光線（VIS）や赤外線（IR）も光線性の皮膚障害を引き起こすのではないかと考えられるようになっている．

b. 紫外線（UV）

紫外線はビタミン D の生成，殺菌など有益な作用をもっている．その反面，過度に浴びると色素沈着を生じ，細胞を傷つけ，老化を促し，最悪の場合には，皮膚癌の原因になるなど，有害な作用を併せもっている．

では，直射日光を浴びなければ紫外線の影響を受けずにすむだろうか．紫外線量は，天候や季節によって変動し，曇りの日は快晴の日の 50～60%，雨の日でも 30%前後は降り注いでいるという．季節的には冬には少なく，夏に多いことが知られているが，2 月でも紫外線量は真夏の 80%である．つまり，紫外線対策が必要なのは，晴れの日や真夏だけではないのである．

紫外線は，その波長によって次のように大別される．

A 紫外線（UVA）　320～400 nm
B 紫外線（UVB）　290～320 nm
C 紫外線（UVC）　200～290 nm

c. UVA，UVB，UVC

A 紫外線（UVA）は紫外線の中で最も波長が長く，皮膚の基底層から真皮にまで達してメラノサイトの働きを活発にさせる．そのため，周囲の細胞に多量にメラニンが送り込まれ，皮膚の色が黒くなる．また，細胞にダメージを与えて，皮膚の老化を促進させる．

B紫外線（UVB）はUVAに比べると，皮膚に対する刺激が強く，急激な作用で紅斑を起こす．数日後には紅斑もおさまり，やはり色が黒くなる．さらに長時間UVBを浴びていると，水疱や軽い熱傷を生じる場合もある．ビタミンDの前駆物質をビタミンDに変えるのも，UVBの働きである．真皮に達したUVBはコラーゲン，エラスチンにダメージを与える．また，細胞内のDNAを損傷させ，それが皮膚癌へとつながる可能性もある．

C紫外線（UVC）は最も波長の短い紫外線で，細胞を破壊するなど有害な作用が強く，特に254 nm付近は殺菌性が強いことが知られている．幸いなことに，日光光線中のUVCは大気中のオゾン層で散乱・吸収されるため，地表に届くことはほとんどない．

3 日焼け

日焼け（日光皮膚炎）は，皮膚に日光（紫外線）を過剰に浴びることにより生じる一種のヤケド（熱傷）である．日焼け現象には，**サンバーン**（炎症反応）と**サンタン**（色素沈着），皮膚の免疫抑制反応を伴う．また，慢性障害としては光老化（シミ，シワ），最終的には光発癌を生じる．

サンバーンはUVBにより生じるI度またはII度熱傷である．多くは赤くなるだけのI度熱傷であるが，強い日焼けの場合は水疱が生じII度熱傷となる．一般に日焼けでは熱傷面積が広いために重篤な症状となりやすく，入院を必要とする場合もある．

サンタンには即時黒化と遅発性サンタンの2種類が知られている．即時黒化はUVAと可視光線が表皮細胞中のメラニン顆粒に働きかけ，一時的（数時間）に黒化するものである．UVAはサンバーンのように発赤や炎症を伴うことはないが，真皮の深部まで到達してシワやタルミの原因となる．

いわゆるサンタンは遅発性サンタンのことで，UVBが表皮メラノサイト（色素細胞）に働きかけ，メラニン色素の生成を促し色素沈着を生じる．メラニン色素を多く含んだ表皮細胞ができるまでに時間のズレがあるため，紫外線を浴びてからしばらくしたあとで皮膚が浅黒く変色する．

日焼けは，日光（紫外線）曝露が表皮メラニンの防御能力を超えたときに起こるため，紫外線が強い時間帯や地理的条件（海や山）には注意が必要である．一方，表皮メラニン量には個人差があり，より浅黒い肌の人は，色白の人より多くのメラニンをもっており，日焼けしにくい．

4 日焼け後の皮膚

日焼けでメラニンが増えることは前に述べたとおりであるが，皮膚の色が黒くなると，日光に当たっても赤くならない．

その理由のひとつは，日焼けで増加したメラニンが紫外線を吸収し，日光が真皮乳頭にまで届かないためである．もうひとつの理由は，日焼けで角層が厚くなり，日光が当たっても散乱されて真皮乳頭にまで届きにくく，サンバーンを目立たせないのである．

8月の終わり頃になると，皮膚がザラザラしてくる．日焼けで厚くなった角層が次第に薄くなっていく間に，角層が余分にはがれるためである．

5 上手な日焼け

日焼けで皮膚あるいは身体に害を招くのは，サンバーンである．そのため，はじめから急激に日焼けするのではなく，少しずつ苦痛にならない程度の軽いサンバーンを起こさせ，徐々にメラニンを増やしていくのが上手な日焼けの方

いわゆる「雪焼け」

日焼けをもたらすのは，直射日光だけではない．反射される日光によっても起こる．そのため，夏の浜辺のように反射光線が強いところでは，ビーチパラソルの下にいても，木蔭にいても日焼けする．特に，雪の上は反射光線が強く，冬山登山やスキー，スノーボードなどでは，普通なら日光の直射を受けない顔の部位などにも影響を受けやすい．

法である.

いい換えると，suntanning without sunburn（サンバーンなしにサンタンさせる）が最良の日焼けということになり，具体的には「ゆっくりと徐々に日焼けすること」を心がけなくてはならない．そのためには，計画的に日光に当たる必要がある．日光は午前 10 時から午後 3 時までの間が最も強いので，その前後の日光を利用し，皮膚を日光にならしていく．

しかし，急に強い日光に当たらなければならないときは，日焼け止めクリームや飲む日焼け止めを活用することが必要となる．

6 サンスクリーン剤（日焼け止め）

a. サンスクリーン剤の原理

一般に市販されているサンスクリーン剤の主な成分には，**波長の短い紫外線**（UVB）と**波長の長い紫外線**（UVA）とを吸収する働きをする紫外線吸収剤と，紫外線を散乱させる働きのある紫外線散乱剤とがある．また近年，紫外線よりもさらに波長の長い**可視光線**（HEV）や**赤外線 A 波**（IR-A）が皮膚により強いダメージを与えることが解明されてきた．これらにも対応するサンスクリーン剤も，すでに市販されている．

サンスクリーン剤には，有害な光線の防止効果に加えて，次の条件が必要と

飲む日焼け止め

近年では，皮膚に塗るサンスクリーン剤も，乳液タイプからローション，ジェル，スプレーなど，剤型の種類が豊富になった．それだけでなく，シダ科の植物エキスを主成分とした日焼け止め効果をうたうサプリメントも用いられるようになった．汗をかいたときや海水浴，マリンスポーツなどの日焼け対策には非常に便利である．日光に当たる 40 分前に 1 カプセル服用することで，4 時間程度の紫外線防止効果が期待できるという．

なる.

① 皮膚の上に薄くのばしたときに皮膚に密着し，不愉快な感じを与えないもの.

② 日光に当たって分解されたり，変色したりしない安全なもの.

③ できるだけ皮膚への刺激や感作が少ないもの.

④ 汗をかいたり，ぬれたりする場合に備え，水で落ちにくいこと.

サンスクリーン剤は数時間で効果が下がるため，こまめに塗り直すことが大切である．通常の生活であれば，女性はメイクを直すたびに，男性なら半日ごとに塗り直す．強い日光に当たるほど早く効果が落ちるので，戸外で活動する時は，2～3 時間ごとに塗り重ねたほうがよい.

b. SPF 値と PA 値

サンスクリーン剤の評価基準として広く知られているものに，**SPF 値**（Sun Protection Factor）と PA 値（Protection Grade of UVA）という指標がある．SPF 値は，サンスクリーン剤を使用することによって，何も使用しない場合の何倍の量の紫外線を防御できるかを示したもので，次の式で表される.

$$\text{SPF 値} = \frac{\text{サンスクリーン剤を使用した皮膚の MED}}{\text{サンスクリーン剤を使用しない皮膚の MED}}$$

MED：ほんの少しだけ紅斑を起こさせるのに必要な UV のエネルギー量（最小紅斑量）

わかりやすくいえば，SPF2 のサンスクリーン剤は，サンスクリーン剤を塗布しない皮膚に比べて，2 倍長い日光浴で同程度の日焼けをするということになる．したがって，SPF 値が大きいほどサンスクリーン効果も高くなる．必要な SPF 値の目安は，紫外線の強い時期でも，日常生活では SPF15 前後，戸外でのスポーツ，行楽などの場合は SPF30 前後といわれている.

SPF 値は主に UVB に対する防御指数であるため，UVA に対する防御指標として下記に示すように **PA 値**（Protection Grade of UVA）が同時に表示されるようになった.

PA ＋ ……UV 防御効果あり「生活紫外線の対策」
PA++……UV 防御効果かなりある「生活紫外線・屋外で活動する時の対策」
PA+++ ‥‥UV 防御効果非常にある「屋外での活動が長い時の対策」
PA++++‥‥UV 防御効果極めて高い

常に効果が高いサンスクリーン剤を塗ったほうがよいというわけではなく，その日の天候や生活シーンに合わせて SPF と PA を選ぶべきである．一般にサンスクリーン剤の外用量はメーカーが希望する量よりもかなり少なく，SPF 値の効果をもたせるには，厚く塗るか，数時間後に重ね塗りをすることが推奨される．

c．サンスクリーン剤による皮膚トラブルと対策

日光による光老化を防ぐために必要不可欠なサンスクリーン剤だが，小児やアトピー性皮膚炎，敏感肌など皮膚の弱い人にとっては，これを塗ることでカブレ（接触皮膚炎→ p.166 参照）や肌荒れを起こすことがある．多くは，紫外線吸収剤による皮膚トラブルであるため，肌の弱い人は紫外線吸収剤を含まず，紫外線散乱剤のみを配合したノンケミカルの日焼け止めを使うよう指導するとよい．

7 皮膚の日光に対する抵抗力を強める方法

皮膚の光老化を予防するためには，日光に対する皮膚の抵抗力を強め，肌が荒れても早く修復されるようにつとめることが美容上大切である．そのためには，次のようなことに気をつけたい．

食物は，タンパク質とビタミン B 群を多く含むものを摂るように心がける．牛肉，特に肝臓（レバー）や腎臓などのモツに多い．

常用薬としては，ビタミン B_2，ニコチン酸を主としたビタミン B 群を多く摂る．ビタミン C は荒れた皮膚を修復するとともに，日焼けのあとのメラニンの増加を予防する．

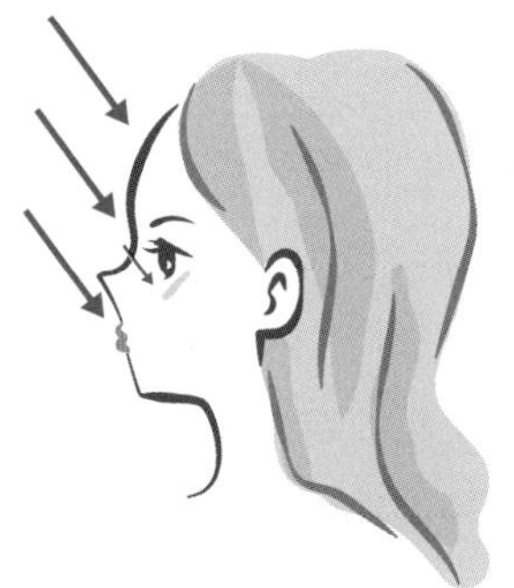

図 2-9　日光の照射方向

8 日光による皮膚の病気

a. 日光過敏性皮膚炎（日光カブレ）

日光に対し，通常より皮膚が過敏になっている人に起こる．顔や首，前腕などの露出された皮膚に限って起こるもので，わずかの日光を浴びても皮膚が赤くなる．ほてる程度のものから，皮膚炎のように水疱ができて痛がゆくなるものまである．

この症状は，露出され，日光を浴びた部位に限局して起こる．**図 2-9** に示すように，日光は斜め上から顔に当たるので，顔の突出している部分，例えば，額，鼻，頬，顎，特に鼻から頬にかけて目立つ．そのため，顔面が蝶形に赤くなる．これは，日光過敏性皮膚炎の特徴のひとつである．下口唇だけが日光にカブレることもある．日光に当たるとカブレ，当たらないと自然に治癒し，これを反復して，再発と軽快を繰り返す．午前中よりも午後にほてりやかゆみが強いのは，午後になるほど紫外線が強くなり，日光に当たる時間が長くなるためである．このような皮膚炎が，化粧品によるカブレと誤診されることも少なくない．

日光過敏性皮膚炎の治療とケアは，前述した「皮膚の日光に対する抵抗力を強める方法」を実施すればよい．同時に，原因を知ることが大切であり，そのためには，皮膚科専門医に相談することが必要となる．

日常的に使われる内服薬（降圧利尿剤，抗菌薬，精神安定剤）の中にも，皮膚を日光に対して過敏にするものが多い．原因をはっきりさせなければ，いつまでも日光によるカブレが続く．食品添加物の防腐剤や人工甘味料が，日光によるカブレを引き起こす原因になることもある．

b. 光接触皮膚炎

内服薬や食品添加物だけでなく，外用薬あるいは化粧品が原因で日光カブレが生じることがある．塗っただけでは皮膚にカブレをみないが，日光に当たると，はじめてカブレが起こるのである．これを**光接触皮膚炎**と呼ぶ．ある特定の種類の消炎鎮痛剤を外用または貼付したあとに光接触皮膚炎を起こすことは，皮膚科医にはよく知られている．また，サンスクリーン剤に含まれる紫外線吸収剤による皮膚炎についても，前述したとおり，注意が必要である．

8 皮膚と汗

いわゆる汗というのはエクリン腺から分泌される汗のことで，「汗をかいた」というときの汗である．われわれが「汗をかいた」と感じないときでも，エクリン腺からは皮膚表面に汗が分泌されている．

1 発汗の種類

エクリン腺から分泌された汗は，容易に蒸発して皮膚表面に残らないため，「汗をかいた」とは感じないことも多い．このような汗を**不感知性発汗**という．その量は 1 日に 700～900 mL，つまり 1 L 近くであり，当然だが，暑いときは多くなる．これに対して，「汗をかいた」と感じたときの汗は**感知性発汗**という．

また，精神的に緊張したときの汗は**精神性発汗**といい，手のひら，足の裏，わきの下に特に目立つ．スポーツの応援に夢中になっているときなどに使われる「手に汗をにぎる」というときの汗は，この精神性発汗を現している．手のひら，足の裏は面積は狭いが，一般的に発汗が多く，全発汗量の 30％はここからの汗といわれている．

すっぱいもの，あるいは辛いものを食べたときも，鼻の頭，上口唇，額などに発汗してくることがある．これは味覚神経が刺激され，中枢を通らずに末梢発汗神経に直接伝わり，反射的に発汗してくるもので，**味覚性発汗**という．

2 汗の成分

汗は無色透明な液体で，そのものに不快なにおいはなく，99～99.5%が水分で残りが固形分である．塩化ナトリウム（食塩）を含んでいるため，なめるとしょっぱい．尿素や尿酸，乳酸，クレアチン，アミノ酸などが含まれ，尿の成分と似ている．事実，腎臓の働きが悪くなって尿量が減ると，汗の量が多くなる．乳酸，尿酸を含んでいるため，弱酸性である．

汗に含まれる尿素と乳酸は，天然保湿因子として持続的な角層の水分保持に大きく関わるほか，角層の剥脱を促す作用がある．

また，汗には皮膚表面の感染防御に関与している IgA という免疫グロブリンが分泌されていることがわかり，皮膚表面の感染防御や消炎，免疫にも関与していると考えられている．汗に含まれているウロカニン酸には，UVB による DNA 損傷を防止する作用があることもわかってきた．

3 発汗のメカニズムと日射病・熱射病・熱中症

発汗のメカニズムは，次のように考えられている．血液温度が 0.5 ℃，あるいは皮膚温度が 5 ℃上ると，間脳にある体温調節中枢が刺激されて発汗する．つまり，発汗の目的は体温調節である．発汗すると，汗が蒸散されていくときに必要な熱（蒸発熱）が身体から奪われるため，それだけ身体も冷やされていく．

つまり，暑いときに汗をかくのは当然であり，汗をかかなければ暑いところでの生活には耐えられない．また，風通しがよいほど，あるいは空気が乾燥しているほど汗は蒸散しやすい．

炎天下や高温多湿の環境で体温が上がりすぎると，大量の発汗で脱水症状になり，体温調節に異常をきたし，手足のしびれや筋肉の痙攣からはじまり，頭痛や吐き気，倦怠感などと進み，最悪の場合は意識障害が起こる．この中で，夏の強い日光に長く当たっているときに起こるものを**日射病**といい，高温多湿の環境で起こるものを**熱射病**という．**熱中症**は，これら日射病や熱射病の予備軍である．このような症状が出始めたら，屋外では直射日光の当たらない涼しい場所で身体を休め，わきの下や股部を冷やす．屋内では風通しをよくし，扇風機やクーラーで室温を下げる．意識障害が起こり始めたら医療機関の受診が必要となる．

4 汗と皮膚疾患

発汗が目立ち，余分な汗が皮膚の表面に流れ出るようになると，皮膚にもいろいろな変化がもたらされる．

汗の比重は通常 1.005 で，pH 値は 4.5〜5.5 の間（酸性）である．ところが，発汗してくるとこの pH 値は次第に上がって 7 近くになり，アルカリ性側にかたむいてくる．そのために，皮膚の表面の細菌の発育や増殖をおさえる働きが弱まる．結果的に，皮膚が化膿しやすくなる．夏に汗をかくと，皮膚が化膿しやすくなるのはそのせいであり，幼小児では皮膚細菌感染症の**とびひ（伝染性膿痂疹）**が増えることもある．

また，皮膚の表面に汗をかくと，角層が水分を吸収してふやけてくる．それは，風呂に長く浸かっていると，指にひだができてくるのと同じである．皮膚と皮膚がすれ合う部分，例えばわきの下や股部では角層がはがれ，**股ずれ（間擦疹）**ができる．しかも，このような状態になると細菌感染を招きやすい．

角層がふやけると，排泄管の出口も狭くなる．ひとつは毛孔で，これが狭くなると，ニキビが悪化する．夏になると，ニキビの悪化が目立つのはこのためでもある．もうひとつ，汗孔も狭くなる．そして，汗孔の出口付近にあるケラチン輪というものが，その変化をさらに促進させる．急に汗をかくと，汗は皮膚の表面に流れ出ることができずに角層内の汗管中にたまり，小さな水ぶくれをつくる．これが**あせも**と呼ばれる**水晶様汗疹**で，かゆみはない．さらに汗が表皮で詰まると，湿疹を併発して皮膚の赤みが目立ってくる．これを**紅色汗疹**と呼び，強いかゆみを伴う．

角層の厚い掌蹠（手のひらと足の裏）に限局して，汗管が閉塞することによってできるのが**汗疱（異汗性湿疹）**と呼ばれるもので，紅斑や漿液性丘疹，落屑（皮むけ）などを伴う．

「汗臭い」という言葉があるように，汗をかいた人々の中にいると独特のにおいがする．もともと汗には不愉快なにおいはないが，湿気が多く，汗が乾かない環境にいると目立ってくる．これは，汗が長く皮膚の表面に残っていることで，汗が細菌で分解されるために発生するにおいである．風通しをよくして，汗が早く乾くようにしておけば，汗臭いにおいは感じられなくなる．

5 汗かき（多汗症）

a. 全身の「汗かき」

気温が少し上がったり，少し運動をしたりしただけでも，普通の人以上に汗をかくことを「汗かき」という．体質によるものが多く，病気とはいえないことが多いが，バセドウ病（甲状腺機能亢進症），糖尿病，下垂体機能亢進などの内分泌腺障害などの病気も汗かきの状態を伴う．汗かきになったことから，これらの病気に気づくこともある．

妊娠や更年期前後にも汗かきになる．それぞれ黄体ホルモン，性ホルモンのアンバランスによるものと考えられている．

b. 局所的な「汗かき」

手のひらや足の裏に汗をかくことが多いほか，わきの下や鼻の頭にも目立つ．「脂手」，「脂足」とは，手のひら，足の裏の多汗症のことである．これらの部位には脂腺がないのに，なぜ脂でベトベトしているのかというと，汗でぬれている手のひらや足の裏に，手背や足背の皮脂が広がってくるからである．特に足の裏の皮脂は，実に1分間に4 cm^2 も広がるといわれている．それが靴の中などでむれ，皮膚の表面の細菌で分解されていやなにおいを生み出すのである．

これらの部分の汗かきで問題になるのは，精神的影響を受けやすいことであり（精神発汗），例えば，人と握手しなければならないときなど，汗かきを気にするとますます悪化する．これを根本的に治す方法はなく，気にしないようにつとめるしかない．このために，治療には抗コリン薬や精神安定剤を使うこともある．

近年では，主にシワ治療に用いるボツリヌストキシン製剤が，わきの多汗症の治療に使われている．ボトックスには，神経の末端から分泌される伝達物質アセチルコリンの分泌を抑制する働きがある．アセチルコリンは交感神経の末端で発汗を促しているため，このアセチルコリンの分泌をボツリヌストキシンで抑制することにより，過剰な汗の分泌をブロックして多汗症の症状を改善する．また，2020 年秋にわきの多汗症（原発性腋窩多汗症）治療薬としてソフピロニウム外用薬が発売になった．

6 わきが（腋臭症）

わきがはアポクリン腺の病気で，その働きが盛んになる思春期になると現れ，働きが衰えてくる更年期になると目立たなくなる．鼻をつくような特有の刺激性のにおいがあるが，どの程度のものから病気として捉えるのかというはっきりとした基準はなく，人にいわれてはじめてそれに気づく人もいれば，ほとんどにおわないのに病的に気にする人もいる．

わきがの刺激性のにおいは，かつてはアポクリン腺からの汗そのもののにおいが主体だと考えられていたが，現在ではこの汗がわきの下のいろいろな細菌で分解されることで発生するにおいが主体だと考えられている．したがって，このにおいは冬より夏のほうが強くなる．

抗菌薬を含む軟膏あるいはスプレーをわきの下につけるか，ふりかけるだけでにおいは軽減する．しかし，これらの効果は一時的なもので，根本的に治すためには，手術でわきの下のアポクリン腺を取り除くしかない．レーザー脱毛を行うと，多少はにおいが軽減するが，十分な効果は期待できない．

わきがを気にして病院にくる人は，多汗症を伴うことが多い．わきがだけであれば，下着にしみ通るほどの汗をかくことはない．汗の量が多いと，細菌により分解され，普通以上ににおいがすることはたしかである．

7 色汗症（しきかん）

普通なら，汗は無色透明だが，色がついていることがある．これを色汗症という．色はさまざまで，黄色の汗はわきの下に多い．わき毛にコリネバクテリウムという黄色の細菌が付いているためで，菌の出す色が汗に溶けて出てくる．赤や緑，青などの汗の原因は，体内に摂取された薬物や食用色素などによる場合もある．

8 汗の対策とケア

汗は体温調節に必要なものだが，汗の量が多いと，皮膚に害をもたらし，美容上もいろいろな不都合が起きることは前述したとおりである．汗をかいたときの対策とケアについて述べる．

まず，汗をかいたら，できればすぐに入浴や洗顔できれいに流す．そして，顔には酸性化粧水（アストリンゼント）などをつけておく．アストリンゼントは，皮膚の表面を酸性にする働きがあるとともに，ふやけた汗孔の角層を収斂（引きしめる）させ，一時的に汗が外に出るのをおさえる働きもある．ただし，汗が排出されるときの圧力は強いため，すぐに突破され，再び汗が出てくるようになる．

次に，汗をかいたら早く乾かすことである．風通しのよい服に着替えることも大切である．また，汗臭さをおさえるために，ボディ用のフレグランスを使うのも広い意味でのスキンケアといえる．周りの人への影響も考慮し，香りは上手に選択したい．

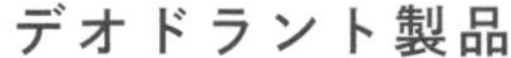

デオドラント製品

発汗や汗臭さをおさえるものをデオドラント製品といい，それぞれの目的や成分により医薬品，医薬部外品，化粧品に分類される．防臭効果をうたうクリームあるいはローション，スプレー，シートなどさまざまな剤型のものが，男女を問わず広く使われている．

発汗をおさえるものとしてはクロルヒドキシアルミニウムのような金属化合物，汗を分解し，臭いの発生もとになる細菌の働きをおさえるイソプロピルメチルフェノール，塩化ベンザルコニウムなどの殺菌剤，そのほかにおいを吸収するものや，適当な香料が加えられており，サラサラとした感触にするためのパウダー入りも好まれている．わきの下に使う場合，刺激感やかゆみを引き起こす場合もあるため，剃毛直後はさけたほうがよい．

9 皮膚の栄養

美容界でいわれている「皮膚の栄養」という言葉には２つの意味がある．ひとつ目は食物から摂る皮膚の栄養のことであり，２つ目は化粧品の効用として期待される皮膚の栄養である．しかし，この２つの皮膚の栄養の意味するところは，まったく別のものである．

皮膚に必要な栄養は，基本的に食物から摂取する．化粧品は，皮膚の表面に潤いを与え，滑らかで，ハリと弾力のあるふっくらとしたものにすることはできても，真の皮膚の栄養にはならない．ここでは，真の皮膚の栄養について述べる．

1 皮膚の栄養の条件

皮膚の栄養は，皮膚を健康に保ち，生活している間に皮膚が受けるさまざまな刺激に対する抵抗力を強めるものである．その目的は，皮膚の健康と美しさを少しでも長く持続させることにある．その際に大切なことは，「皮膚は身体の一部である」という考え方である．身体の健康のないところに，皮膚の健康はありえない．

① 1 日に男性 2,300～3,000 キロカロリー，女性 1,700～2,300 キロカロリーの食物を摂る．

② タンパク質，炭水化物，脂質のバランス（エネルギー産生栄養素バランスでタンパク質 13～20%，脂質 20～30%，炭水化物 50～65%）がとれたものを摂ることが大切である．特に 1 日に男性 75～95 g，女性 55～75 g のタンパク質が必要である．

③ ビタミン，ミネラルを十分に摂る（**p.92** 資料を参照）．

2 美容によい食事の条件

美容によい食事の定義は「健康食の条件を満たし，特に皮膚の成分，あるいは皮膚の働きに必要な栄養分を含んでいるもの」と考えられている．

① 健康食の条件を満たすもの．

② 1 日のタンパク質の必要量のうち 2 分の 1 は動物性タンパク質であること．

③ 炭水化物の多い食事はさけること．

④ カルシウムを多く摂り，カリウムを少なくすること．

⑤ アルカリ性食品を日常の食生活に取り入れること．

健康食の条件についてはすでに述べた．動物性タンパク質を多く摂る理由は，皮膚や毛，爪の主成分はケラチン，つまり硫黄を含むタンパク質であり，このようなタンパク質は，動物性タンパク質だけに存在しているからである．また，炭水化物の量が多いと，皮膚の抵抗力が弱くなってくる．カルシウムは日本人の食事では不足しやすい．不足すると，神経系が不安定になって興奮しやすくなり，皮膚も過敏になって抵抗力が弱まる．

一般的にアルカリ性食品が推奨されているのは，血液の酸性度が高まると皮膚が過敏になるためである．しかし，血液の pH は 7.4 前後でアルカリ性だが，食物によってそれほど変動するものではない．また，酸性食品の中にも美容上必要で，欠かせないものがたくさんある（**表 2-6**）．したがってこの点に神経

表 2-6　アルカリ性ならびに酸性食品

弱アルカリ性食品	馬鈴薯，キャベツ，アスパラガス，筍，ごぼう，さやえんどう，茸類，ぜんまい，小松菜，京菜，かぼちゃ，蓮根，沢庵，豆腐，リンゴ，ナシ，バナナ，パインアップル，桜桃，桃
強アルカリ性食品	牛乳，トマト，きゅうり，かぶ，セロリ，人参，大根，ほうれん草，みかん，ブドウ，こんにゃく，里芋，昆布，無花果，乾ブドウ
弱酸性食品	ハム，バター，鶏卵，鯛，エビ，鮑，蛤，蛸，鰑，川魚，蕎麦，えんどう，マカロニ，チョコレート，油揚，ねぎ
強酸性食品	牛肉，豚肉，鰊，鮪，牡蠣，鮃，チーズ，米，麦，麺麭，清酒，落花生，ソーセージ，糖，ビスケット，白砂糖

質になる必要はなく，アルカリ性食品を日常の食生活に取り入れることを心がける程度と解釈すればよい．

3 栄養と美容

この項では，個々の栄養素がどのように美容と関わっているのかを述べる．

a. タンパク質と美容

1日のタンパク質の必要量は，男性 75～95 g，女性 55～75 g である．供給源としては牛肉，豚肉，魚介，鶏卵，牛乳である．これらと一緒に摂られることの多いバターやチーズは，いずれも酸性食品である．したがって，アルカリ性食品の野菜や果物と一緒に摂るようにするとよい．

動物性タンパク質は，皮膚の角化が順調に行われるために必要であり，これが不足すると，皮膚の表面がカサカサしてくる．真皮の弾力線維，結合線維もタンパク質からできているので，これが不足すると，皮膚の弾力やハリにも関係してくる．また，毛や爪を丈夫に保つためにも，動物性タンパク質が必要である．

タンパク質は，肝機能においても解毒という重要な働きをしている．したがって，必要量のタンパク質を摂ることによって，間接的に皮膚も保護されることになる．

b. 炭水化物と美容

炭水化物は美容の敵とされているが，健康食としてカロリーを一定に保つためには，炭水化物が含まれていることが重要である．

ただし，炭水化物を摂りすぎると，皮膚にいろいろな障害を及ぼしかねない．例えば，皮膚の水分量が増加して，あらゆる刺激を受けやすくなり，皮膚炎や細菌感染を招きやすくなる．また，炭水化物は脂肪に変化して体内に貯えられるため，肥満（肥満症）になりやすいだけでなく，皮脂の分泌量が増えてニキビや脂漏性皮膚炎を招きやすい．これは特に，脂性肌の場合に多い．炭水化物の過食（アルコールの摂取も同様である）は，体内のビタミンB群，特にB_1，B_2の消費量を増やしてしまう．そのため，炭水化物と同時にビタミンB群をしっかり摂ることが必要になる．

c. 脂質と美容

脂質を多く摂ると，皮脂の分泌が増してくる．同時に，皮脂の質的な変化も起こるとされている．ただし，皮脂に対する影響は，摂取する脂肪の質によって違ってくる．例えば，豚肉の脂肪はニキビが悪化しやすいが，牛肉ではそれほど悪化が目立たない．また，同じナッツ類でも，種類によってニキビのできやすさが変わる．

d. ミネラル（無機塩類）と美容

ミネラルの血中濃度は，健康に大きく関わっている．例えば，ミネラルは血液の浸透圧を一定に保つ上で重要である．また，血液と皮膚との間の水分バランスを一定に保つ上でも重要である．特に，食塩の役割は重要で，1日に男性7.5 g，女性6.5 g，平均7 gの摂取が適量とされている．

カリウムの量も，皮膚の水分量に影響する．カリウムが少なくなると，皮膚の水分量が増して浮腫が現れる．一般的にカリウムは植物性食品に多く，カルシウムは動物性食品に多い．そのため，植物性食品を多く摂る日本人の食事はカリウムが多く，カルシウムは少ない．欧米では，主に牛乳からカルシウムを摂っている．

カルシウムは，1日当たり男性750 mg，女性650 mgが必要とされるが，日本人の平均的な食事での含有量は1日500 mgにすぎない．前述のとおりカルシウムが不足してくると，身体の抵抗が弱くなって神経系が興奮しやすくなり，その結果，皮膚も不安定になる．そういった理由で，皮膚疾患の治療にも昔からカルシウムが使用されてきた．カルシウムが体内に吸収されるためには，ビタミンDの働きが重要である．それゆえ，ビタミンD不足にならないようにつとめ，日光浴を十分に行い，鶏卵や椎茸，牛乳などビタミンDの多いものを摂るとよい．

マグネシウムやリンは，穀物の中に多く含まれている．マグネシウムは，尿中に排泄される際にカルシウムの排泄を促す働きをもつ．カルシウム摂取量の問題を考えるときは，この点にも気をつけたい．

また，鉄にはビタミンB_{12}，葉酸などとともに造血作用があり，ケイ素は皮膚の弾力のために必要とされている．

4 栄養失調と皮膚

身体が栄養失調の状態になったとき，最初に変化が現れてくるところは皮膚である．栄養失調が続くと，皮膚が乾燥してカサカサになり，ハリが失われてくるとともに，皮膚の色が黒くなってくる．皮膚が変色するほど進行した場合，副腎や性腺，下垂体の働きも鈍る．

栄養失調とは無縁だと思われる現代のわが国においても，インスタント食品など偏った食事ばかりを摂っていると，栄養失調になる可能性が高いので，注意すべきである．

5 美容とビタミン

ビタミンは，美容を意識する上で重要な栄養素である．食物から十分な量を摂取することが理想的だが，わが国では不足しがちなビタミンやミネラル類を，サプリメントの形で摂ることが当たり前となっている．しかし，私たちがビタミンを摂取しても，常に十分に利用されるとは限らない．それが吸収され，利用されて健康が得られたとき，はじめて摂取したビタミンが体で十分に利用されたといえるのである．そのためには，まず胃や腸，肝臓など消化器管の働きが健全であることが大切である．そうでなければ，せっかく食事やサプリメントからとったビタミンが，利用されずに身体を素通りする結果となる．このような状態が長く続くと，ビタミンの欠乏症状が現れてくる．都会人にみられるビタミン欠乏は，今日でも起こっている．

ビタミンは，油に溶けるものと水に溶けるものの2つに大別できる．前者は**脂溶性ビタミン**，後者は**水溶性ビタミン**である．それぞれに多くの種類があり，例えば水溶性ビタミンのビタミンB群は8種類のビタミンからなる．

したがって，美容をふまえたビタミンの摂り方を考える場合，ビタミンの種類，皮膚への作用，1日の適正な摂取量，どのような食物に含まれているかなどをトータルに検討する必要がある（p.92資料を参照）．

6 ビタミンA（脂溶性ビタミン）

a. ビタミンAとは

ビタミンAは，皮膚や目などの上皮細胞の新陳代謝に関わるビタミンである．肝臓に貯えられ，そこから毎日必要な量が血液中に送り出される．そのため，肝機能が低下すると，ビタミンAを貯える力も弱まり，ビタミンA不足に陥りやすい．

ビタミンAの摂取推奨量は，男性900 μgRAE，女性700 μgRAEである．また，耐容上限量（その量を超えて摂取すると，過剰摂取によって潜在的な健康障害が起きるリスクが高まると考えられる量）は，男女ともに2,700 μgRAE（レチノール活性当量 retinol activity equivalents）である．

野菜の中でも，特に緑黄色野菜にビタミンAが含まれるとされるが，ビタミンAとしてではなく，βカロテンとして含まれている．βカロテンが体内に入ると，肝臓でビタミンAに変えられるのである．そのため，肝機能が落ちている人は，これらの食品を摂ってもビタミンAに変換されにくいので，動物性食品（レバー，うなぎ，バター，卵，牛乳など）から摂取したほうがよい．

b. ビタミンA欠乏と皮膚

ビタミンAが欠乏すると，皮膚は乾燥する．汗腺や脂腺の機能の低下によって皮脂膜が減少したり，角化が不完全になって角質の保湿能が低下したりするためと考えられている．また，皮膚の角層が厚くなり，同時に毛包壁の角層も厚くなるので，毛包から毛孔にかけて角質が詰まり，ニキビができやすくなる．さらに，爪や毛ももろくなって，折れたり裂けたりしやすくなる．

ビタミンAの欠乏は，皮膚の細菌感染も招きやすい．これはビタミンAに限ったことではなく，多くのビタミンの欠乏時にみられる．ビタミン類は新陳代謝を盛んにする作用があり，不足してくると皮膚の抵抗力が弱まるためである．加えて，皮脂が少なくなることも影響している．

皮膚以外では，ビタミンAの欠乏によってドライアイや夜盲症が生じることも知られている．

c. ビタミンAの過剰摂取

ビタミンB群やビタミンCのような水溶性ビタミンは，摂りすぎたとしても問題は起こらず，余分なものは尿などから簡単に排泄される．これに対し，ビタミンAのような脂溶性ビタミンは，摂りすぎたものが体内の脂肪に溶けて貯えられ，過剰摂取による害が現れる．一種のビタミンA中毒ともいえる．

ビタミンA過剰症では，脱毛のほか，頭痛や吐き気など中枢神経障害が生じることもある．胎児の催奇形性を伴うこともあるため，妊婦は多量のビタミンAの摂取は控える．しかし，その前駆体であるβカロテンは安全である．

d. 美容とビタミンA

ビタミンAは，内服するだけでなく，クリームとして外用することもできる．ただし，内服する場合は過剰摂取によって健康を害さないよう1日800 μgRAE程度がよいとされる．

ビタミンAクリームは，主として乾燥肌の改善のために使われる．冬季の手荒れ，ひび（亀裂）にも有効である．水仕事のあと，ビタミンAが配合されたハンドクリームを手に塗布すると，手荒れの予防になる．

ニキビ肌の改善には，ビタミンAを1～2万単位（3,000～6,000 μgRAE）

内服するとよい．特に，毛孔の角化が強く，ニキビの頭が尖っていてかたい場合や，顎の下のニキビに有効である．

肝臓の病気が原因で皮膚が荒れているときは，強肝薬ではなく，ビタミンAを15,000 μgRAEずつ，毎日内服するのが合理的である（参考：1 IU＝0.3 μgRAEに相当）．

7 ビタミンB群（水溶性ビタミン）

a. ビタミンB群とは

かつてビタミンB群が注目されたのは，江戸時代から何度も流行した**脚気**が，ビタミンB欠乏症であると解明されたためである．その後，研究が進み，ビタミンBが単一のものではなく，いろいろな因子から成ることが明らかにされた．そして，脚気の原因になるものはビタミンB_1，その他のものはビタミンB_2複合体と名づけられた．

その後，ビタミンB_2複合体はビタミンB_2，ニコチン酸（ナイアシン），パントテン酸（B_5），ビオチン（ビタミンH），B_6，B_{12}，葉酸の7種類に分類されたが，現在ではビタミンB群と名が変わり，次の8種類のビタミンから構成されている．

b. ビタミンB_1（推奨量　男性1.3～1.4 mg，女性1.1 mg）

不足すると，神経炎を起こす．そのため，神経由来の疲れや痛み，例えば脚気や腰痛，肩こりなどにはビタミンB_1の投与による効果が期待できるが，美容目的で投与してもあまり意味がない．美容に関係の深いほかのビタミンB群の働きを助けるのが主な働きといえよう．

c. ビタミンB_2（推奨量　男性1.5～1.6 mg，女性1.2 mg）

ビタミンB群中では，最も美容と関係の深いビタミンである．ビタミンB_2の働きは，皮膚を含めた全身の新陳代謝を盛んにすることである．

口唇では，ビタミンB_2が不足すると，特に口唇紅が腫れ，乾燥してくる．この状態を**口唇炎**という．さらに，左右の口角部の表面が荒れて亀裂ができてくる．これは**口角炎**と呼ばれ，細菌感染を併発してビラン痂皮をつくることが多い．舌も赤く腫れて表面がただれたようになる．

顔の皮膚では，ビタミン B_2 不足によって毛細血管が広がりやすくなり，外部からの小さな刺激でも，すぐに充血して赤くなる．これが繰り返されると，毛細血管が常に拡張し，赤いスジとして残る．さらに進行すると赤鼻，すなわち酒皶（しゅさ）となる．

また，脂漏性皮膚炎（p.164 参照）を引き起こし，Tゾーン（眉から鼻の周辺，口の周辺）に皮膚炎が生じ，赤くなったり粉をふいたりする．男性ではその部分の毛孔が化膿し，カミソリカブレ（毛瘡）が起こることもある．

ビタミン B_2 が不足しやすいのは，胃腸が弱い，飲酒量が多い，肝臓が悪い，ビタミン B_2 を含む食品の摂取が少なく偏食の人などである．つまり，胃が弱くて胃酸が少ないと，ビタミン B_2 を摂取しても吸収されにくい．飲酒をすると，肝臓でアルコールが分解される際にビタミン B_2 も一緒に分解されてしまう．さらに肝臓が悪い人は，吸収されたビタミン B_2 が肝臓で活性化されないからである．

美容目的の治療の場合，ビタミン B_2 を 1 日 5〜80 mg 内服する．ただし，胃腸の弱い人は内服しても吸収されないため，皮下注射が効果的である．特に，脂漏性皮膚炎で肌が荒れている人やフケ症の人に有効である．

d. ニコチン酸（ナイアシン）（推奨量　男性 14〜15 mgNE，女性 11〜12 mgNE）

ニコチン酸アミドとも呼ばれる．不足すると，ペラグラという消化管の異常を伴う皮膚病が起こる．皮膚の日光過敏性が強められるために生じる病気である．

ニコチン酸は，医学的には非常に興味深いビタミンだが，美容目的にはビタミン B_2 やビタミン B_6 ほど使われていない．

ただし，皮膚科領域では次の 2 つの用途がある．1 つは，日光に敏感な人にこれを 30〜60 mg 内服してもらい，症状をおさめること．日光による害を防ぎ，皮膚の光老化を予防することの重要性はすでに述べた．もう 1 つは，冬季の手足の冷えやしもやけの治療である．ニコチン酸は皮膚の小動脈を広げて，皮膚の血液循環を促して身体を温める効果がある．

e．パントテン酸（ビタミン B_5）（目安量　男性 5～6 mg，女性 5 mg）

皮膚や髪，粘膜の健康保持に関与するビタミンといわれ，ニキビや肌荒れの予防や毛髪の健康保持に使われている．養毛剤にパントテン酸が加えられていることもある．疲れやすいときに内服すると，副腎の働きが改善され，疲れがとれる．

f．ビオチン（ビタミン H）（目安量　男性 50 μg，女性 50μg）

医学的に興味深いビタミンである．アトピー性皮膚炎や掌蹠膿疱症の補助的治療薬として，また，脱毛と白髪の予防などに使われている．生卵はビオチンの働きを抑制するため，摂取するタイミングに注意が必要である．

g．ビタミン B_6（推奨量　男性 1.4 mg，女性 1.1 mg）

ビタミン B_6 が欠乏すると，脂漏性皮膚炎やフケ症，口角炎，手足のしびれなどが生じる．ビタミン B_6 はこれらの治療のほか，カブレや蕁麻疹の治療にも使われる．また，ビタミン B_6 欠乏症の場合，ニコチン酸も不足してくる．

美容を目的としてクリーム類に配合されることも多い．カサカサした皮膚には，ビタミン B_6 を 10％程度配合したクリームが有効である．脂漏性皮膚炎やフケ性の肌に対しては，10～60 mg の内服が推奨されている．

妊婦は胎児の発育を担っているため，いろいろな栄養素が必要となってくる．ビタミン B_6 も妊娠週数が進むにつれて不足がちになるため，妊婦の肌荒れの予防にビタミン B_6 を内服する場合もある．

h．ビタミン B_{12}（目安量　男性 2.4 μg，女性 2.4 μg）

医学的に興味深いビタミンで，帯状疱疹後神経痛や腰痛といった末梢性神経障害，悪性貧血などの治療に使われている．ただし，体質あるいは胃腸の弱い人は内服しても吸収されないため，皮下注射が効果的である．美容目的ではほとんど使われていない．

i. 葉　酸

以前はビタミン B_{10}，ビタミン B_{11} と呼ばれていたもので，現在では妊活中や妊娠中に必須のビタミンといわれている．細胞の新陳代謝を活発にし，皮膚や粘膜も丈夫にする作用があるとされる（注：パラアミノ安息香酸は葉酸の前駆体だが，現在はビタミンには分類されていない）．

8 ビタミン C（水溶性ビタミン）（推奨量　男性 100 mg，女性 100 mg）

アスコルビン酸とも呼ばれる．皮膚や粘膜の健康維持に大切な栄養素として，コラーゲンの合成やビタミン E の再利用に関与するだけでなく，最近では抗酸化作用が注目されている．シミの予防・改善や皮膚にハリをもたせるなどの美容効果のほか，免疫力を高めて風邪をひきにくくしたり，ストレスに対して抵抗力を高めたり，癌や動脈硬化の予防，老化防止など，さまざまな働きが知られている．また，酸化防止剤として多くの飲料や食品の劣化防止に利用されている．ヒトでは，ほかの哺乳動物とは異なり合成に必要な酵素がないため，体内では合成できず，食事からビタミン C を摂取しなければならない．

a. 壊血病とビタミン C

ビタミン C が不足すると壊血病になり，皮膚とともに粘膜からも出血する．1492 年にコロンブスがアメリカ大陸に上陸した際，長い船旅のときに新鮮な野菜や果物が底をつき，船員がこの病に悩まされたことは有名である．ビタミン C が不足すると，正常なコラーゲン合成ができなくなり，皮膚の血管を保護しているコラーゲンも減少して血管壁の結びつきが弱くなるために，出血しやすくなる．これにはビタミン P も関係している．

b. 美容とビタミン C

美容に最も関連の深いビタミンで，コラーゲン合成だけでなく，メラニンを還元して褪色させる働きをもつ．また，脳下垂体から分泌されてメラニンの形成を促す MSH と呼ばれるホルモンの働きもおさえる．そのため，色素沈着の改善や紫外線防御のための予防的投与のほか，日焼け後の皮膚の荒れやシワの改善，ニキビ治療にも使われている．治療には，1 日 1,000～1,500 mg の大量内服が必要である．ただし，注射の場合，少量でも効果が著しい（1 回 200～300 mg）．

9 ビタミン D（脂溶性ビタミン）（目安量　男性 8.5 μg，女性 8.5 μg）

私たちが日光に当たると，皮膚の表面でビタミン D がつくられて体内に吸収される．大人は特別に摂取しなくても十分に足りると考えられているが，ビタミン D を積極的に合成し，それを上手に利用しようというのが日光浴である．乳幼児に適度な日光浴がすすめられるのも，ビタミン D が骨の成長に欠くことができないからである．

そして，胎児や乳児の発育にもビタミン D が不可欠なため，妊婦や授乳期の女性は，摂取を意識することが大切である．

ビタミン C 誘導体配合の化粧品

ビタミン C は，古くから代表的な美白剤として使われてきた．濃くなった色素沈着を薄くしたり，メラニン増加をおさえたりする働きがあるためである．しかし，ビタミン C を配合した化粧品には難点があった．ビタミン C は吸収性が悪く，安定性に欠けることである．化粧品に配合しても，時間が経つにつれて違う物質に変わってしまうことがある．そこで，皮膚の中に吸収されてからも，ビタミン C として作用する誘導体がいろいろと合成されている．例えば，L- アスコルビン酸 2- 硫酸，リン酸 L- アスコルビルマグネシウムといった物質である．これらは純粋なビタミン C とは異なり，皮膚への浸透性もよい．また，ビタミン C には抗酸化作用といって，紫外線や酸素によるダメージに対抗する作用もある．こうしたことから，美容皮膚科ではシミやくすみ，赤ら顔の改善やシワ予防，ニキビ治療などに対して，広く使われるようになった．レーザー治療など，色素沈着を起こしやすい治療のアフターケアに使うこともある．

10 ビタミンE（脂溶性ビタミン）（推奨量　男性 6.0～7.0 mg，女性 5.0～6.5 mg）

トコフェロールとも呼ばれる．美容皮膚科でもよく使われている．抗酸化作用や血液循環改善作用によって皮膚の新陳代謝を高め，シミやシワを改善する働きをもつ．また，冷え性やしもやけ，寒さで手足の指がしびれ，冷たくなりやすい体質の人の治療にも用いられている．

ビタミンEは1日 200 mg 内服する．また皮膚から吸収されるので，クリームにも配合されている．

11 食事のとり方

美肌を保つためには，栄養バランスのよい食事が大切だが，1日に必要なすべての栄養素を1食だけでバランスよくとるのは難しい．1日3食，規則正しく食べ，特に，朝食は1日をスタートさせるエネルギーとなるので，必ず食べるようにする．ただし，3食とることがよいとはいえ，極端に夜遅い時間の夕食は避けたい．身体が休む態勢に入っているため，そこで食べてしまうと胃に負担がかかり，肌荒れの原因にもなる．どうしても食事が遅くなったときは，脂肪分や繊維質が少ない豆腐や白身魚などを選ぶとよい．

美容の食事ケアでは，肌の健康に必要な栄養素をバランスよく毎日食べることが大切なのは当然だが，忙しい現代人にはなかなか難しい．また，朝食を食べずに出かける日や，野菜をほとんど食べない日があっても，翌日や翌々日にきちんと多めにとって「3日間のトータルでプラスマイナス・ゼロにできればよい」と考えれば，食事ケアも長続きする．

12 喫煙と皮膚

美容にとって喫煙にメリットはない．喫煙によって生じる一酸化炭素は，酸素に比べて血中のヘモグロビンと結合しやすいため，末梢まで酸素が届きにくくなる．それに加えて，タバコに含まれるニコチンが毛細血管を収縮させ，末梢組織の血流も悪くなる．また，胃粘膜が荒れて食欲が減退し，消化吸収能力をにぶらせ，皮膚の再生に必要なビタミンCを無駄に消費させる．そのため，皮膚は栄養や酸素が足りない状態になり，色もツヤもなくなる．ダイエットの目的で喫煙する若い女性がなかなか減らないようだが，例え痩せても肌がくすんで汚ければ，魅力は半減してしまうだろう．また，発癌リスクが高まるなど，代償も大きい．

13 飲酒と皮膚

適度なアルコールの摂取は血行を促進し，食欲増進などの効果もみられる．しかし，飲酒量が多くなると肌が荒れてニキビができやすくなったり，ビタミン群の消費も増大させたりする．また，アルコール性肝障害を起こすと栄養素の代謝などがとどこおり，結果的に皮膚に悪影響を及ぼすことになる．

適度な飲酒量であれば毎日でもよいが，週に1～2日の「お酒を飲まない日(休肝日)」を設けることは，皮膚にも有効である．大量の飲酒や深夜までの飲酒をしたあと，肌の調子が悪くなることは多くの人が経験済みだろう．お酒はほどほどに，料理と会話を楽しむことを心がけよう．

資料　a．ビタミンの栄養素摂取量・含有食品・生理作用・欠乏症・過剰症

	種　類	1日の栄養素摂取量* （　）内は耐容上限量	含有食品
脂溶性ビタミン	ビタミンA （レチノール）	男 850～900 μgRAE 女 650～700 μgRAE （上限 2,700 μgRAE）	レバー，うなぎ，卵黄 緑黄色野菜，肝油 乳製品（チーズ，バター）
	ビタミンD （カルシフェロール）	男女 8.5 μg （上限 100 μg）	レバー，卵黄，魚類 肝油，干ししいたけ
	ビタミンE （αトコフェロール）	男 6.0～7.0 mg 女 5.0～6.5 mg （上限 650～850 mg/ αトコフェロール当量）	穀類，胚芽，豆類 植物油，緑黄色野菜
	ビタミンK （フィロキノン）	男 150 μg 女 150 μg	納豆，抹茶，植物油 緑黄色野菜，胚芽
水溶性ビタミン	ビタミンB_1 （チアミン）	男 1.3～1.4 mg 女 1.1 mg	米ぬか，胚芽，豚肉 緑黄色野菜，豆類
	ビタミンB_2 （リボフラビン）	男 1.5～1.6 mg 女 1.2 mg	レバー，卵 チーズ，酵母，魚類
	ナイアシン （ニコチン酸）	男 14～15 mgNE 女 11～12 mgNE （上限 250～350 mgNE）	レバー，肉類，魚類 緑黄色野菜，酵素，豆類
	ビタミンB_6 （ピリドキシン）	男 1.4 mg 女 1.1 mg （上限 45～60 mg）	レバー，肉類，魚類，卵 とうもろこし，酵素，豆類
	葉酸 （フォラシン）	男女 240 μg （上限 900 μg）	レバー，肉類，卵，豆類 牛乳，酵母，胚芽
	ビタミンB_{12} （コバラミン）	男女 2.4 μg	レバー，肉類，魚類 卵黄，チーズ，粉乳
	ビオチン （ビオチン）	男女 50 μg	肝臓，酵母，胚芽
	パントテン酸 （パントテン酸）	男 5～6 mg 女 5 mg	肝臓，米ぬか
	ビタミンC （アスコルビン酸）	男女 100 mg	緑黄色野菜，いも類 果物

	生理作用	欠乏症	過剰症
	・正常な成長・発育の促進 ・正常な皮膚・粘膜の維持 ・細菌に対する抵抗力を促進 ・薄暗い所で視力を保つ ・生殖機能　・免疫機能の維持	・成長停止　・皮膚硬化 ・眼球の乾燥 ・夜盲症 ・抵抗力の低下 ・生殖不能	・脳圧亢進　・下痢 ・皮膚の落屑 ・脱毛　・食欲不振 ・胎児奇形　・筋肉痛 ・頭痛　・吐き気
	・リン・カルシウムの代謝調節 ・骨・歯の生育	・骨軟化症　・骨粗鬆症 ・歯・骨の発育不全 ・くる病	・高カルシウム血症 ・意識混濁　・腎障害 ・骨組織の石灰化
	・不飽和脂肪酸の酸化防止 ・生体膜機能維持 ・赤血球の溶血防止	・神経・運動機能低下 ・溶血性貧血 ・脂肪生成の減退	・血液凝固障害 ・血中脂質の上昇 ・高血圧
	・血液凝固 ・Ca 代謝調節	・出血症　・肝障害 ・血液凝固の不良	・溶血性貧血　・肝障害 ・呼吸困難　・吐き気
	・補酵素として糖代謝に関与 ・消化液の分泌促進 ・神経機能の維持	・脚気，心肥大 ・神経系障害	・ヘルペス　・浮腫 ・神経症　・震え ・脈拍の増加
	・補酵素としてアミノ酸・脂質・炭水化物の代謝に関与	・成長障害　・舌炎 ・皮膚炎　・口内炎	・吐き気　・悪心 ・胃腸障害　・しびれ
	・補酵素として糖質・アミノ酸・脂肪酸などの代謝に関与 ・皮膚を健康に保つ	・ペラグラ　・神経症状 ・皮膚炎　・胃腸炎 ・口舌炎	・肝障害　・下痢 ・皮膚赤発　・吐き気 ・頭痛　・悪心
	・皮膚の抵抗力増進 ・補酵素としてアミノ酸の代謝に関与	・皮膚炎　・貧血 ・動脈硬化性血管障害 ・食欲不振	・末梢組織障害 ・シュウ酸腎結石 ・記憶力減退　・不眠
	・補酵素としてプリンヌクレオチドの合成に関与	・悪性貧血　・舌炎 ・神経症状	・亜鉛の吸収阻害
	・赤血球の増殖	・悪性貧血 ・神経症状	・皮膚病変　・赤血球増多 ・末梢血管の血栓
	・補酵素として糖質・アミノ酸・脂肪酸の代謝に関与	・結膜炎障害 ・感覚異常　・脱毛	・報告なし
	・補酵素として糖質，脂質の代謝に関与	・成長　・末梢神経障害	・報告なし
	・コラーゲンの生成 ・生体内還元作用 ・脂質の酸化防止 ・鉄・銅代謝の調節 ・免疫能増強	・壊血病　・皮下出血 ・貧血　・骨形成不全 ・成長不良	・腹部けいれん ・吐き気　・下痢 ・潮紅　・頭痛 ・結石形成　・不眠

＊：厚生労働省：日本人の食事摂取基準 2020 年版の推奨量または目安量（18〜74 歳の数値）より

b．無機質（ミネラル）の栄養素摂取量・含有食品・生理作用・欠乏症・過剰症

種　類	1日の栄養素摂取量* （　）内は耐容上限量	含有食品
カルシウム（Ca）	男 750〜800 mg 女　650 mg (上限 2,500 mg)	牛乳，乳製品，小魚，大豆
鉄（Fe）	男　7.5 mg 女　6.5 mg (上限 40〜50 mg)	レバー，卵黄，貝類，緑黄色野菜， 肉類，大豆
リン（P）	男 1,000 mg 女 800 mg (上限 3,000 mg)	魚類，肉類，卵，粉乳
マグネシウム（Mg）	男 340〜370 mg 女 270〜290 mg	大豆，魚介類，ほうれん草
ナトリウム（Na）	男 7.5 g 未満 女 6.5 g 未満 (食塩 g として)	食塩，醤油，味噌，佃煮，漬物，練り製品， 加工食品
カリウム（K）	男 2,500 mg 女 2,000 mg	生野菜，海藻，生果物，いも類，乾物
銅（Cu）	男 0.9 mg 女 0.7 mg (上限 7 mg)	レバー，穀類，海藻，種実類，貝類
ヨウ素（I）	130 μg (上限 3,000 μg)	海藻，魚介類
マンガン（Mn）	男 4.0 mg 女 3.5 mg (上限 11 mg)	穀類，大豆製品，酵母
セレン（Se）	男 30 μg 女 25 μg (上限 350〜450 μg)	穀類，魚介類，肉類，内臓，卵類，乳製品
亜鉛（Zn）	男 11 mg 女　8 mg (上限 35〜45 mg)	肉類，大豆，玄米

	生理作用	欠乏症	過剰症
	・骨と歯の形成 ・血液凝固に関与 ・筋肉や神経の興奮性を抑制	・骨・歯の形成障害 ・骨粗鬆症　・神経過敏	・高カルシウム血症 ・意識混濁　・腎障害
	・ヘモグロビンの鉄として酸素運搬 ・ミオグロビンの鉄として血中の酸素を細胞に取り入れる	・鉄欠乏性貧血	・肝障害
	・骨と歯の形成 ・Ca の吸収に関与	・骨と歯の発育障害	・腎機能障害 ・Ca の吸収障害
	・骨の形成 ・刺激による筋肉の興奮性を高める	・カルシウムの沈着 ・神経の興奮	・下痢
	・浸透圧が一定になるよう調節 ・神経や筋肉細胞の活動に関与	・不足は起こりにくい	・高血圧症　・胃がん ・動脈硬化　・心臓病
	・浸透圧の維持 ・心臓機能，筋肉機能を調節	・筋力低下 ・心筋停止	・心筋収縮 ・高カリウム血症
	・鉄代謝に関与する酵素の成分 ・鉄の吸収 ・ヘモグロビンの合成	・貧血　・骨異常 ・メンケス症候群	・ウィルソン病 ・肝・神経障害　・嘔吐
	・発育の促進 ・基礎代謝を促す	・甲状腺腫 ・疲れやすい	・甲状腺腫 ・甲状腺機能亢進症の悪化
	・骨の生成を促進 ・骨・肝臓の酵素作用の活性化	・骨の発育低下　・発育不良 ・神経系の障害	・パーキンソン病 ・神経症，脳障害，運動失調
	・抗酸化作用	・心筋障害 ・カシン・ベック病	・爪の変化　・疲労感 ・嘔吐　・毛髪の脱落 ・下痢　・腹痛
	・核酸，タンパク質の合成に関与 ・細胞分裂に関与 ・精神障害　・免疫能低下 ・生殖能異常　・催奇形性	・味覚障害　・創傷治癒障害 ・成長障害　・皮膚炎 ・食欲不振	・免疫能低下

＊：厚生労働省：日本人の食事摂取基準 2020 年版の推奨量または目安量（18～74 歳の数値）より

10 皮膚と内臓

皮膚は身体の周りを覆い，身体を保護するだけでなく，身体の一部としても機能している．肝臓，腎臓，胃腸，内分泌腺など内臓の働きが悪いと，皮膚にもいろいろな変化が起こるため，皮膚科医は患者の皮膚の状態をみながら身体全体の調子まで推察している．「皮膚は内臓の鏡」なのである．

1 肝　臓

「肝腎かなめ」という言葉があるように，肝臓は重要な臓器である．レバー（肝臓）が美容食として最高とされるのは，豊富なビタミンと皮膚に必要なタンパク質を含んでいる上，グリコーゲンとして糖質も貯えているからである．

a. 肝臓は栄養素の貯蔵庫

肝臓の働きが健全である限り，栄養不良に陥ることはまずない．イギリスで行った実験では，1 年間ビタミン A を摂取しなくてもビタミン A 欠乏は招かないとの結果が出ている．反対に，肝臓の働きが悪くなるとビタミンの貯蔵能力が衰えるため，ビタミン欠乏が起こりやすい．

b. 肝臓は解毒工場

肝臓には，体内で生成されたり体外から取り入れられた毒物を無害なものにする働き，すなわち**解毒作用**がある．肝臓が悪くなって，有害物質が血液とともに全身をまわり，末梢の血管から皮膚に至るとトラブルが起き，皮膚が荒らされる．皮膚のトラブルの予防には肝臓の保護が必要であるとされる．実際に，強肝薬あるいは美容薬などと呼ばれる薬は肝臓保護作用のあるものが多く，それらにはビタミンとグルクロン酸，メチオニンが主薬として含まれている．

c. 肝機能の低下

体内の余分な女性ホルモンは肝臓でこわされるため，肝臓の働きが悪くなると，女性ホルモンが過剰になり，男性では，乳房が大きくなったり，ヒゲの伸びが悪くなったりすることがある．これは肝臓の解毒作用が弱まっているためであり，ビタミン B をたくさん摂るとよい．

肝臓が悪くなると，皮膚の血管が拡張するため，手のひらが赤くなったり，顔から首，胸にかけてクモの形をした血管拡張が現れたりする（クモ状血管腫）．また，皮膚が日光過敏になりやすい．

2 腎　臓

肝臓とともに重要な臓器であり，体内の老廃物を排泄する役割をもつ．腎臓の働きが悪いと，老廃物を十分に排泄しきれなくなって血液中に有害物質が増え，皮膚にも悪影響が及ぶ．特に，皮膚が乾燥する傾向が強い．また，皮膚内に水分がたまるため，むくみやすい．皮膚の表面も光沢がなくなり，くすんでくる．

3 胃　腸

摂取した食物を吸収されやすい状態にまで分解・吸収するのが胃腸の本来の働きである．その働きが悪くなると，必要な栄養がバランスよく吸収されなくなり，皮膚も栄養不足に陥る．

十分に分解されない状態のものが吸収されると中毒を招き，中毒疹を生じることもある．また，飲酒をすると，アルコールの作用で全身の血行がよくなるため，かゆみや皮膚炎の赤みが強くなる．

a. 胃酸と皮膚

ビタミン B の不足，多量の飲酒などによって，胃液中の胃酸の分泌が悪くなることがある．胃酸が少なくなり，ついには無酸症と呼ばれる状態に陥ると，顔の皮膚が脂性にかたむく．顔（特に鼻の頭，頬，ときには黒眼の周囲など）の毛細血管が広がり，赤くなってくる．これが**酒皶**（しゅさ）（赤鼻）と呼ばれるものであり，進行すると毛孔性丘疹と膿疱が加わり，さらに鼻では密集癒合し腫瘤

(鼻瘤) となる.

b. 便秘と皮膚

毎日，自然な排便があれば胃腸の働きがよく，健康である．排便の回数には個人差があるが，下痢と便秘を繰り返す**過敏性腸症候群**も近年増えており，皮膚にも悪影響を与える.

便秘とは，直腸内に糞便が停滞して快適に排便できない状態をさす．直腸は特に水分を吸収しやすいため，便秘が続くと糞便の水分が吸収されて固くなる．糞便に含まれる有害物質も吸収されて，肌荒れの原因となり，ニキビができやすい．毛包の周囲には血管が多く，吸収された有害物質が沈着するためである.

便通をよくするには，規則正しい生活と運動が大切である．起床時にコップ1杯の水を飲む，あるいは強肝薬を加えた総合ビタミン剤を摂取するなども効果がある.

ホルモン補充療法（HRT）

国内でも，かなり以前から閉経後の女性に対するホルモン補充療法(HRT) が盛んである．エストロゲン単独，あるいはエストロゲンとプロゲステロンを組み合わせて用いるもので，更年期特有のつらい症状や萎縮性腟炎などをやわらげる効果がある．また，女性ホルモンが不足すると骨量が減り，骨折しやすくなるが，HRT を行うことで骨折の予防にもつながる.

ホルモン補充療法を始めると皮膚のハリや滑らかさが戻ってくるのは，女性ホルモンの働きを考えれば当然のことである．ただし，HRT を長期にわたって続けることにより，静脈血栓塞栓症や乳癌，虚血性心疾患，脳卒中などのリスクが高まることもわかっているので，ベネフィットとリスクを理解した上で続けることが重要である.

4 卵　巣

女性は，卵巣から**エストロゲン（卵胞ホルモン）**と**プロゲステロン（黄体ホルモン）**という**女性ホルモン**が分泌される．これらの女性ホルモンは直接皮膚に作用するほか，ホルモンの分泌に伴う性周期が皮膚に影響を及ぼす．

a. ホルモン分泌と性周期

月経が始まってから次の月経が始まるまでの期間を性周期という．これは28日間，つまり4週間前後であることが多いが，個人差があり，26〜30日間であれば問題がないとみてよい．また，月経の日数は3〜6日間が正常範囲と考えられている．

月経は思春期になって起こり，脳下垂体からは**性腺刺激ホルモン（ゴナドトロピン）**の分泌量が増してくる．女性の場合はこの性腺刺激ホルモンが卵巣を刺激し，女性ホルモンの分泌を促し，女性らしい体の曲線が現れてくる．

女性ホルモンには，エストロゲン（卵胞ホルモン）とプロゲステロン（黄体ホルモン）の2つがある．性腺刺激ホルモンは，その刺激で卵巣を成熟させてエストロゲンの分泌を促し，排卵を起こす．エストロゲンの量が減り，空になった卵胞は黄体にかわるが，ここから分泌されるものがプロゲステロンである．プロゲステロンの作用により，排卵が起こると基礎体温も上がる．

妊娠すると黄体はその働きをつづけるが，妊娠しない場合は次第に萎縮し，これにともないプロゲステロンの分泌量が減って月経が近づく．また，同時にエストロゲンの分泌量も減る．このように，女性ホルモンの分泌量には性周期による波がある．

プロゲステロンは男性ホルモンと働きが似ている．男性ホルモンも体温を上げるとともに，脂腺の働きを高める働きをもつ．

b. 月経と皮膚

月経前の3〜10日前に心身が不安定な状態となることを月経前症候群（PMS）という．皮膚にも影響が現れ，肌荒れやニキビの悪化，アレルギーなどを起こしやすくなる．ツベルクリン反応（結核菌に対するアレルギー反応）

が陰性でも，月経直前は陽性に出ることが少なくない．新しい化粧品などを試したい場合も，この時期はさけたほうがよい．月経直前の腹痛を止めるために鎮痛薬を飲むと，薬疹が出ることがあるので，注意が必要である．

また，月経直前にはうっ血もみられる．目の周りの皮膚は特に薄いため，目の下にクマが出やすく，色の白い人ほど目立つ．

c. エストロゲンと皮膚

エストロゲンは皮下脂肪の発育を促し，乳房をふくらませ，女性らしいボディラインをつくる．また，乳首の色を黒くしたりもする．脂腺の働きをおさえる作用があるため，ニキビの治療にも使われている．動脈を広げて血液循環を促す作用もあり，皮膚にハリをもたせてくれる．

d. 思春期の皮膚

思春期までは，皮膚においても男女の違いはさほど目立たないが，思春期になると第二次性徴が出現し，性差が際立ってくる．

男子の皮膚はかたく，皮溝が深まり，毛孔も開いてくる．さらには脂性に傾く．男性ホルモン（テストステロン）が角質を厚くし，毛包や脂腺の発育を促すためである．これに対して女性の皮膚は薄く，角質の肥厚も起こりにくいため，やわらかくキメが細かい．

e. 更年期の皮膚

人によってまちまちだが，更年期は早ければ 40 歳前後に始まる．女性の場合，この時期は卵巣の機能が低下し，エストロゲンの分泌が減ってくるため，心身が不安定な状態に陥りやすい．皮膚もその影響を受けやすく，白髪染めや美白化粧品にカブレたり，日光過敏症を起こしやすくなったりすることが知られている．

f. 妊娠と皮膚

妊娠すると「つわり」が起きたり，人によっては妊娠中毒症になったり，身体にさまざまな変化が生じるが，当然，皮膚にも変化が生じる．特に，妊娠初期から中後期では，湿疹や蕁麻疹，中毒を思わせる皮膚病変がみられることもある．

妊娠が進むにつれて，胎児の発育のために体内のビタミン B_6 が大量に消費され，不足しがちになる．ビタミン B_6 が皮膚にとって大切なビタミンであることは前述したが (p.87)，妊娠中はビタミン B_6 に限らず，ビタミンB群を全般的に補給するとよい．

妊婦によくみられるのは，**妊娠性肝斑**と呼ばれる顔のシミである．妊娠の早期から目立ち始め，多くは分娩後 1～2ヵ月で消えていく．複数回の妊娠でこれを繰り返すと，分娩後も消えにくくなるため，ビタミンCの内服などで改善することが望ましい．

また，乳首，わきの下，臍（へそ），陰部，下腹部正中線の部分に色素沈着も目立ってくる．そして，エストロゲン分泌量の増加に伴い，首から胸，ときには上肢の皮膚に，クモのような形をした赤い血管拡張が現れることがある．クモ状血管腫と呼ばれ，これも分娩後は自然に消失する．

妊娠後期に入ってお腹が大きくなると，皮膚は過度に伸展され，緊張してくる．そのため，皮膚の弾力線維が切断され，皮膚の割線方向と直角に「妊娠線（ストレッチマーク）」と呼ばれる一種の肉離れが起こる．はじめは紫紅色で，次第に皮膚色から黄白色になっていくが，もともと弾力線維の弱い人ほど目立つといわれている．

また，一般的に妊婦の皮膚には血管運動神経の失調があることから，皮膚の毛細血管の透過性が高まって浮腫が生じることが多く，滑らかさが欠けてくる．したがって，妊娠中はなるべく厚化粧をさけ，ナチュラルメイクですませることをすすめる．

g. 男性ホルモン

男性ホルモンは男性の睾丸からだけではなく，女性の卵巣からも分泌されている．さらに，男女ともに副腎皮質からも分泌されている．男性ホルモンは皮膚の角層を厚くし，皮溝も深くなる．そのため男性の皮膚の表面は，女性にくらべて荒くかたい．また，毛包脂腺系の発育を促す作用があるため，男性の皮膚は毛孔が開き，脂性に傾いている．

男性ホルモンと女性ホルモンとが，皮膚あるいは身体に及ぼす影響は，単独の分泌量よりも，その比によって決まることが多い．つまり，女性でも女性ホルモンの分泌が少なくなれば男性ホルモンの比率が上がり，男性ホルモンの影響が皮膚に現れてくる．更年期以後に目立ってくる女性型脱毛症の原因のひとつといわれる．

5 副　腎

副腎は，腎臓の上に三角帽のようにかぶさっている．髄質と皮質の２つに分かれているが，皮膚と関係が深いのは皮質である．副腎皮質の働きが亢進すると，男性ホルモンの分泌が多くなり，女性の男性化を招くことになる．

逆に，副腎皮質の働きが悪くなると，皮膚の色素沈着が目立ち，全身の皮膚とともに頬の粘膜も黒くなってくる．これをアジソン病と呼ぶ．抵抗力が落ちて疲れやすくなり，シミも多くみられるようになる．

昨今，「副腎疲労」が注目されているが，副腎の働きをよくするためには，ビタミンＣやパントテン酸を多く摂取することなどがすすめられている．

Section

3 スキンケアの科学

スキンケアとは，皮膚を生き生きとした健康な状態に保ち，老化を予防するために行う皮膚の手入れのことである．スキンケアには，皮膚だけでなく，髪(ヘアケア)や爪(ネイルケア)，口腔のケアも含まれる．

1 | スキンケア

スキンケアは大きく，皮膚の**外側からのスキンケア**と**内側からのスキンケア**の２つに分けられる．皮膚の外側からのスキンケアとは，皮膚が外部の刺激を受けて荒らされるのを防ぐもので，以下の①～④からなる．

① 皮膚を清潔にする（**洗浄のスキンケア**）
② 皮膚の表面を整える（**保湿のスキンケア**）
③ 紫外線から皮膚を守る（**遮光のスキンケア**）
④ 皮膚の生理活性を高める（**賦活のスキンケア**）

一方，皮膚の内側からのスキンケアとは，身体を健康にして皮膚の細胞活性を促すもので，以下の⑤～⑦からなる．

⑤ 皮膚に休養を与える（**生活ケア**）
⑥ 皮膚に必要な栄養を摂る（**栄養ケア**）
⑦ 皮膚の精神衛生に気を配る（**ストレスケア**）

このように，直接的な皮膚の手入れだけでなく，食事や睡眠など，生活全体にも気を配ってこそ，完璧なスキンケアといえる．

1 皮膚を清潔にする（洗浄のスキンケア）

汚れた皮膚は，たえず皮膚を刺激する．外出し，顔がほこりっぽくなったとき，皮膚に不快感を覚えるのは，このひとつの現れである．こうしたことが繰り返されると，長い間日光にさらされている皮膚が早く衰えるのと同じように，シミや小ジワなどを目立たせる原因となる．そのため，皮膚の汚れはできるだけ早く，きれいに洗い落とすべきである．洗ったあとは，十分に保湿することも忘れてはならない．

ただし，皮膚の一部だけきれいにしても，皮膚の荒れを予防することはできない．皮膚は1枚皮であり，どこかに汚れが残っていると，その影響が皮膚全体に及ぶからである．例えば，頭にフケがたまって汚れていると，顔はいずれ脂性に傾いてくる．つまり，入浴して全身をすみずみまできれいにすることが大切なのである．

2 皮膚の表面を整える（保湿のスキンケア）

皮膚の表面を覆う皮脂膜は，皮膚に潤いと滑らかさを与える（皮膚の保湿作用）だけでなく，外から受けるいろいろな刺激から皮膚を守る役目も果たしている（皮膚の保護作用）．したがって，洗顔・洗浄後や乾燥肌には皮脂膜を補うための保湿のスキンケアが大切になってくる．

皮膚の表面の皮脂膜が外部の刺激から皮膚を守ってくれるが，一定の保湿成分を絶えずもたせておくことも大切である．皮膚の汚れを除くとともに，保湿もきちんと行いたい．1日に2〜3度食事をとるように，皮膚も1日に2〜3度汚れを落とし，そのあと皮膚を整える意味で，保湿剤で保湿するのが理想的である．

3 紫外線から皮膚を守る（遮光のスキンケア）

紫外線は日焼けだけでなく，シミやシワをつくる皮膚老化（光老化）や，さまざまな皮膚癌（日光角化症，基底細胞癌，有棘細胞癌，悪性黒色腫など）の原因（光発癌）ともなる．紫外線から皮膚を守る遮光のスキンケアは子どものころから行うべきだが，どの年齢から始めても遅くはない．

4 皮膚の生理活性を高める（賦活のスキンケア）

皮膚の生理活性を高めるためにさまざまな皮膚賦活成分（皮膚生理活性物質）が開発され，スキンケア製品に配合されている．細胞賦活成分，血行促進成分，美白成分，育毛成分，皮脂抑制成分，殺菌成分，抗炎症成分，制汗成分など多数ある．

5 皮膚に休養を与える（生活ケア）

心身が疲れてくると皮膚も疲れ，衰えが目立ってくるため，定期的な休養が必要不可欠である．

目安として，毎日決まった時間に 7～8 時間の睡眠をとるべきとされているが，それは，寝ている間に十分な栄養が皮膚に補給され，老廃物が外に運び去られ，皮膚の清掃が行われるからである．また，新しく表皮細胞がつくられるので，皮膚の修復にも役立つ．

睡眠は 90 分間が 1 サイクルといわれており，これをリズミカルに 4～5 サ

老化防止にはフィトケミカル（ファイトケミカル）

植物由来の栄養素，フィトケミカル phytochemical は必須栄養素ではないが，老化の原因であるフリーラジカルと闘う抗酸化物質を多く含んでおり，老化や癌に立ち向かうための食物のひとつとして注目されている．闘うという意味のファイト Fight にかけて，ファイトケミカルと表記される場合もある．ちなみに，フィトケミカルが多い野菜や果物はアボカド，ベリー類，ブロッコリー，キャベツ，柑橘類，ブドウ，にんにく，玉ねぎ，ほうれん草，トマト，お茶などである．

イクルとることが推奨されている.

6 皮膚に必要な栄養を摂る（栄養ケア）

皮膚に基礎体力をつけるには，5 大栄養素の「タンパク質」，「糖質（炭水化物）」，「脂質」，「ビタミン」，「ミネラル」をバランスよく摂ることである．そのほかにも 5 大栄養素をバランスよく摂るための指標はいろいろと出ているが，栄養士向けのものが多く，覚えにくいので，まずは「1 日 30 品目の食材をとる」ことから始めるとよい.

また，日本においては，毎日とりたい食材を「マメ（豆類，豆腐，納豆），ゴマ（ゴマ，ナッツ類），ワカメ（海藻類），ヤサイ（野菜），サカナ（魚），シイタケ（キノコ類），イモ（イモ類）」とし，その頭文字を用いた「**マゴワヤサシイ**（孫はやさしい）」という語呂合わせで言い伝えられてきたが，美肌をつくる究極の食材は，さらにタマゴ（卵）とチーズ（乳製品）とカジツ（果実）を加えた「**マゴタチワヤサシイカ**（孫たちはやさしいか）」である．これらを規則正しく，しっかりと噛みながら食べることをおすすめする.

7 皮膚の精神衛生に気を配る（ストレスケア）

皮膚の美しさを維持するには，前述のとおり十分な睡眠が必要不可欠だが，イライラをなくすことも大切である．「皮膚は心の現れ」といわれるように，例えば心配ごとなどがあると，血色が悪くなったり，肌に生気がなくなったりする.

それだけではない．イライラしていると，皮膚が不安定な状態に陥り，いろいろな刺激を受けやすくなる．というのも，皮膚と神経はいずれも発生学的には外胚葉から派生するもので，密接な関係にあるからである．そのため，円形脱毛症など，皮膚病の中には精神的要素に支配されているものも少なくない．緊張すると，蕁麻疹ができて困るという人もいる．皮膚は感情が最も端的に現れてくるところで，精神面から皮膚の健康を守る方法は「皮膚の精神衛生」と呼ばれている．**表 3-1** に「美しい肌・いい顔になるための 10 か条」を示す.

表 3-1 「美しい肌・いい顔になるための 10 か条」

① 規則正しい生活習慣を心がける（起床，就寝時間を守る）．
② バランスのとれた食事（マゴタチワヤサシイカ）を毎日規則正しく，よく噛んで，おいしく食べる．
③ 正しいスキンケア（洗う，保湿，日焼け予防）を毎日行う．
④ 毎日よく笑い，よく話し，よく歩く．
⑤ 少しぬるめのお風呂にゆっくり浸かり，体は手でやさしく洗う．
⑥ 五感（目，鼻，耳，舌，肌）を使って，心地よいものに毎日ふれる（風景，絵画，植物，アロマ，音楽，食べもの，風，入浴など何でも！）．
⑦ 息抜きの時間を毎日（毎週，毎月，毎年）どこかに必ずつくる．
⑧ 自分の体に話しかけるように，毎日ひとつ，自分をほめる．
⑨ 毎日，よかったこと（楽しいこと，嬉しいこと）を探して感謝する．
⑩ 小さなことでクヨクヨせず，今に集中する．過去・未来は考え過ぎない．

（漆畑修：敏感肌の診療．p.97，メディカルレビュー社，2016 より転載）

2 皮膚と洗浄

1 洗　顔

a. 皮膚の汚れと石鹸

皮膚の表面には皮脂膜があるため，ほこりや花粉，化粧品が付くと，皮膚がムズムズとし，気持ちが悪くなることがある．これは皮膚の表面が汚れによって刺激されるためで，皮膚を清潔に保てば，こうした気持ち悪さを避けることができる．

これら皮膚表面の汚れをすべて落とすためには，乳化力，すなわち皮脂を角層の表面から浮かす力をもった「石鹸」を使わなければならない．

b. 石　鹸

石鹸とは，一般に汚れ落としの洗浄剤をさし，高級脂肪酸塩の総称である．界面活性剤として，油を含む汚れを水に分散させる作用により洗浄し，細菌やウイルスを洗い落とすことで物理的に除去する「除菌作用」をもつ．殺菌を目的とした薬用石鹸や**逆性石鹸**は「殺菌作用」も併せもつ．逆性石鹸は一般的には刺激があるが，商品化されているものは刺激が少ないので，日常の手の消毒などに繰り返し使ってもほとんど害がない．

剤型から固形石鹸と液体石鹸に分類され，液体石鹸は乳化力が強く洗浄力も強い反面，乳化剤の界面活性剤が刺激となる可能性が高い．

用途別では身体用石鹸，身体以外用石鹸，工業用石鹸に分類される．身体用石鹸には浴用石鹸（ボディーソープ），洗顔用石鹸，手洗い用石鹸（ハンドソープ），薬用石鹸などがある．身体以外用石鹸には，台所用石鹸，洗濯用石鹸などがある．

c. 洗顔用石鹸の正しい使い方

① 軟水を使う．

② ぬるいお湯を使う．

③ 泡立てネットでよく泡立て，泡で優しく洗う．

④ 石鹸を使ったあとはきれいな水で十分に洗い流す．

⑤ 乾性の皮膚の場合，皮膚炎を引き起こす可能性があるので，色や香りの強い石鹸は使わない，石鹸を強く皮膚にすりこまないようにすることも大切である．

⑥ 石鹸で洗ったあとは，皮膚の表面の皮脂が減ってかさつき，つっぱってくるので，洗顔後は保湿のために，クリームや乳液を塗り，肌を整える．

2 入　浴

a. 入浴と洗浄

顔の汚れを落とすのに洗顔するのと同じく，身体全体の皮膚の汚れを落とす目的で入浴するのである．そのためには当然石鹸を使う．しかし，夏に大汗をかいたときを除き，入浴で石鹸を使って洗うのは，皮脂が出て汚れる首から上(頭皮・頭髪)，わきの下，陰股部のみでよく，あとの部分の汚れは少ないため，洗わないで湯船に入るだけで十分である．タオルやスポンジ，タワシなどでゴシゴシと洗うと，肌荒れやシミの原因となる．特にナイロンタオルを使うと，5

〜10 年で骨の出た鎖骨部や肩甲骨部，脊柱部に色素沈着（タオルメラノーシス）が生じる.

入浴後は皮膚が乾燥するので，できるだけ 5 分以内に保湿をすることも大切である.

b. 入浴剤と保湿

入浴剤には冷えや肩こり，腰痛，疲労などの改善のほか，スキンケア効果を期待したものも多い.

お湯に浸っている間に皮膚の角層は水分を含んでふくらみ，皮膚バリアが壊れて，角質細胞間脂質（セラミドなど）や角質細胞内の天然保湿因子などの保湿成分がどんどんと抜けてしまう．しかし，天然保湿因子やセラミドなど保湿成分を配合した入浴剤を使うと，これを防げるばかりか，むしろ乾いた状態のときよりも簡単に角層にまで保湿成分をしみこませることができ，手っ取り早いスキンケア法としても人気がある．低刺激性の入浴剤は，皮膚がかさつきやすいアトピー性皮膚炎の人にもおすすめしたい.

c. 入浴の美容上の意義

① 全身の皮膚を清潔にし，直接的，間接的に皮膚の健康を保つことができる．昨今はシャワーだけで済ます人も多いが，湯船にゆったりと浸かることが美しい肌の維持につながる.

② 入浴すると皮膚の血液循環がよくなる上に，頭が休まって精神的に落ちつく．こうして，内面からも皮膚を生き生きとさせることができる.

③ いろいろな薬用浴があるが，それらには②の働きを助け，皮膚の健康を保つ力を強めているものが多い.

d. 温泉の種類と薬効

温泉で肌がスベスベになったという経験がある人は多いのではないだろうか．日本では古くから病気やケガを治すため，「湯治」という形で温泉を利用してきた．期待できる効能・効果をまとめると**表 3-2** のようになる.

ただし，これら効能・効果はあくまでもお湯そのものの効果（物理的，化学

表 3-2　主な泉質と入浴による皮膚への効能・効果

泉質名	旧泉質名・一般名	効能・効果
単純温泉	単純泉	各成分が希薄であるもの．源泉ごとに成分が異なるので，効果も変わってくる．湯がやわらかく，入り心地がよい．皮膚，体への影響が少ない．
二酸化炭素温泉	単純炭酸泉	比較的温度の低いものが多いが，炭酸ガスが皮膚の毛細血管を拡張して血行がよくなるので，心臓に負担をかけずに温まることができる．
炭酸水素塩泉	重曹泉	弱アルカリ性であるため，皮膚の角質をやわらかく滑らかにする．
	重炭酸土類泉	カルシウムイオンに軽度の収れん作用がある．
塩化物泉	食塩泉	皮膚に付いた塩分が水分の蒸発を防ぐため，保湿効果がある．
硫酸塩泉	芒硝泉 正苦味泉 石膏泉	塩化物泉とほぼ同じ．特に石膏泉は創傷の治療に有効といわれる．
含鉄泉	鉄泉，炭酸鉄泉 緑バン泉	皮膚や粘膜に対して収れん作用がある．
含アルミニウム泉	明バン泉 含明バン・緑バン泉	皮膚や粘膜に対して収れん作用がある．
硫黄泉	硫黄泉 硫化水素泉	皮膚の角質をやわらかくし，肌を滑らかにする．皮膚の毛細血管や小動脈を拡張し，全身の血液循環を盛んにする．やや刺激が強いため，過度の入浴や皮膚の弱い人は皮膚炎を生じる場合がある．
酸性泉	単純酸性泉	強い酸性で抗菌力がある．皮膚刺激が強く，「湯ただれ」を起こすこともある．高温浴（高温の酸性泉への 3 分程度の入浴を 1 日数回繰り返す）には，体の変調作用がある．
放射能泉	ラドン泉	慢性皮膚炎，創傷に効果があるといわれる．体内に吸収されたラドンは半減期が約 4 日と短い上，肺から呼気とともに急速に排泄される．そのため，一般にいわれるような放射能の害はほとんど心配ない．

的）や自然環境などの総合的な効果で，泉質だけでは判断することはできない．温泉には多種の成分が含まれており，それらの濃度や温泉の鮮度，周囲の自然環境にも影響を受けている．例え泉質の名称が同じであっても，その効能・効果は微妙に異なるのである．

最近，源泉の鮮度は源泉に含まれる水素により変化することが知られ，温泉の効能は水素が大きく関与しているのではないかと考えられてきた．ただし，水素は配管を通る間に気化するため，湧き出ている場所の源泉しか効果は実感できない．

3 | 保湿剤

保湿を目的に用いられる成分を「保湿剤」と呼ぶが，一般的に保湿剤という場合は保湿効果がある医薬品や製品を意味することが多い．

保湿剤は，ワセリン製剤，ヘパリン製剤，尿素製剤，その他の 4 種類に分類されており，医療用医薬品と市販薬，医薬部外品がある．

保湿剤はその機能から，エモリエントとモイスチャライザーに大きく分けられている．エモリエントは表皮に油脂の膜を形成し水分の蒸散を防ぐもので，ワセリン製剤がこれにあたる．

モイスチャライザーは水分保持作用のある保湿成分を角層に補充するもので，ヘパリン類似物質や尿素やセラミド等の含有製品がこれにあたる．それぞれ特徴が異なるので，特徴に合った使い分けが求められる．

1 保湿剤の種類と特徴

a. ワセリン製剤

ワセリンは石油から精製される油脂性の物質で，皮膚に膜を張ることで水分の蒸発を防ぐ．刺激が少なく安価な点が特徴である．

ワセリン製剤は精製度の違いにより，「白色ワセリン」，「プロペト」，「サンホワイト®」など種類が分かれており，白色ワセリン，プロペト，サンホワイト®の順で不純物が少ない．不純物が少ないほうがより低刺激性である．医療用医薬品では白色ワセリンやプロペト，市販薬では白色ワセリン，サンホワイト®が使われている．

ワセリンは簡単にいうと皮膚を油脂でラップをするようなもので，夏に乳幼児などが全身に塗布すると，汗が蒸発できず，熱中症になる危険性があるため，注意が必要である．

b. ヘパリン製剤

ヘパリン類似物質を含む製品のことをいう．水分保持作用，血行促進作用，抗炎症作用があるのが特徴で，医療用医薬品や市販薬としてさまざまな剤型の製品に使われている．

副作用は少ないが，血友病，血小板減少症，紫斑病等の出血性血液疾患がある人には使えない．

c. 尿素製剤

尿素を含む製品のことをいう．尿素には皮膚の角質層の水分を保持する作用や角質溶解作用がある．角質溶解作用とは古い角質を除去し，皮膚をやわらかくする作用であるが，アトピー性皮膚炎の患者や高齢者などは，皮膚バリアが弱く破壊されやすいため，注意が必要である．医療用医薬品や市販薬，医薬部外品としてさまざまな製品がある．

d. その他の保湿剤

その他に，保湿成分であるセラミドやビタミン等が配合された保湿剤がある．医療用医薬品ではユベラ® 軟膏（ビタミン A，E 配合），市販薬ではザーネ® クリーム（ビタミン E 配合），医薬部外品ではキュレル®（セラミド配合）などの製品がある．

2 保湿剤の使い方

保湿剤の使い方で重要なことは，皮膚に水分が含まれた状態で塗ることである．つまり，入浴後は 5 分以内，手洗い後なども肌がしっとりしているうちに保湿剤を塗ると効果的であり，こまめに塗ることも大切である．特に飲食業や理美容師，アトピー性皮膚炎体質の人は，水仕事による手荒れができやすいので，水仕事のあとは毎回保湿剤を塗ることを習慣にするとよい．

また，季節による皮膚の乾燥度や使用部位，使用感などにより，保湿剤の種類やその剤質を変えて使うことも大切である．

4｜季節のスキンケア

1 春先のスキンケア

冬の間，私たちの身体はずっと受け身である．寒さから身体を守ろうと一生懸命で，交感神経が緊張している状態だが，春先になると，逆に副交感神経が緊張した状態に変わってくる．これにより，身体に変調をきたし，皮膚も不安定となる．その上，暖かくなって戸外へと出る機会が増え，ほこりや花粉などの外界の刺激にもさらされやすくなることから，この時期はカブレや吹出物，湿疹も多くなる．

春先の外界の刺激として，日光にも注意が必要である．3月から4月のはじめにかけ，日光で皮膚がかぶれ，かゆくなることがあるが，これは冬の間，紫外線量が少ないだけでなく日光に当たる機会も減り，皮膚の日光に対する抵抗力が弱まっているのもひとつの原因である．食生活においては，牛肉，鶏肉などの動物性タンパク質とともに，ビタミンB群，特に B_2 を十分に摂るよう心がけたい．また，ほこりなどで汚れたら洗顔し，常に皮膚を清潔にしておくことである．

2 夏のスキンケア

夏は，強い日光と汗による害に注意することが大切である．日光対策としては，サンスクリーン剤や日焼け止めサプリメントを正しく用いることが大切である（p.68 参照）．強い日光を浴びたり，汗をかいたりしたら，こまめに直せるよう厚化粧は極力さけたい．また，皮膚の pH が酸性から中性に傾いて化膿菌に対する抵抗力がなくなり，化膿しやすいため，汗をかいたあとの皮膚にはアストリンゼントのような酸性化粧水を使うのが合理的である．

3 夏の終わりのスキンケア

夏の間は皮膚が荒らされる．日焼けで色が黒くなるだけでなく，角層も厚くなり，日焼けするほど目立ってくる．また，汗によって角層がふくれたり，しぼんだりし，少しずつゆるんでくる．夏も終わりになると，日光を受ける機会が少なくなり，角層が次第に薄くなっていくため，余分な角層がはがれ，皮膚の表面に粉をふく．

夏の終わりの皮膚の手入れとしては，その表面を整えて，皮膚の状態が自然に元の姿に戻るのを待つことである．手入れが適当でないと，クリームなどでかぶれることもある．こうした肌の修復には，動物性タンパク質とビタミンAの十分な摂取が必要である．

4 秋のスキンケア

秋は，寒い冬を無難に過ごすための準備をするときともいえる．例えば，毎年のようにシモヤケができる人は，このころから手のマッサージを根気よくつづけていると，かなり予防できる．

いわゆる「秋口の抜け毛」

昔から，秋口は抜け毛が多くなるといわれる．動物と同じように，冬仕度のための「毛変わり」という現象がみられるとも思われがちだが，人間の頭髪にはそうした現象はみられない．秋口の抜け毛は，夏の間，頭髪の手入れが十分でないために起こる．フケが多くなると，頭の地肌がかゆくなり，抜け毛が多くなるのと一緒である．涼しい季節には，頭の汚れが減り，脱毛も止まる．つまり，秋口の抜け毛はそれほど心配することではない．抜け毛が目立ってきたら，スカルプトリートメントを十分に行い，ヘアーローションまたはトニックを使うとよい．頭にそう快感と清涼感を与え，さっぱりとさせることも毛の発育の助けになる．

5 冬のスキンケア

冬になると空気が乾燥する上，寒さで皮膚の働きが弱まり，脂腺や汗腺の作用も鈍る．それにともない，皮膚の表面の皮脂も減り，その上，寒さしのぎで水仕事や手洗いにお湯を使うことで，皮脂はますます取りさられ，皮膚が乾燥してくる．さらに乾燥が進むと，皮膚のハリや弾力が失われ，むき出しの皮膚に亀裂をつくることにもなりかねない．したがって，冬の皮膚には，十分な保湿が不可欠である．

6 生活環境とスキンケア

皮膚は，さまざまな生活環境において種々の刺激を受けている．スキンケアで大切なのは，これらの刺激をみつけ，取り除くことである．

① 日常生活で皮膚にふれるもの（直接的，間接的に接触するあらゆる刺激）
② 日光光線（特に紫外線）
③ 大気汚染（排気ガスやばい煙，PM2.5 など）
④ 気温の変化
⑤ 風雨（風が強いと皮膚が乾燥し，雨になると気圧が下がり神経が失調する）

5 | 口腔のケア

「口腔の衛生」と聞いてわれわれが思い浮かべるのは，う蝕（虫歯），歯周病，口臭の 3 つだろう．このほか，日常的に悩まされることの多い口内炎も口腔内の不衛生が原因の疾患である．

本来，この項は歯科の領域だが，美容分野でも口臭や体臭などのにおい対策が課題のひとつとされている．

また，口内炎の治療のために皮膚科を受診する患者もかなりいるので，ここでは口内炎と口臭について簡単に述べたい．

1 口内炎

口内炎とは，口腔粘膜の炎症をさす．原因や症状によって潰瘍性，ヘルペス性，中毒性などに分類されるが，日常よくみられるのは，アフタ性とカタル性の口内炎である．

アフタ性口内炎の場合，口内，特に頬の内側に小さな発赤腫脹が出現し，やがて痛みを伴う小潰瘍となる．体力が落ちたり，体に変調が現れたりしたときに起こりやすいといわれており，短期間で自然治癒する．

一方，カタル性口内炎は，熱性疾患や胃腸疾患に併発するほか，過労，喫煙，飲酒，口腔内の不衛生が誘因となる．広い部分にわたって口腔粘膜が発赤腫脹し，口の中が荒れたような状態へと変化する．さらに悪化すると，粘液の分泌が増して強い口臭を伴い，食事の摂取や嚥下も困難になりかねない．口腔内の清浄化，抗菌薬などの投与により治療する．

2 口　臭

口臭とは，口腔から呼気とともに発散され，第三者に不快感を与える臭気すべてをさすもので，原因はさまざまだが，口腔内に原因がある場合と，口腔外に原因がある場合とに大別される．

口腔内の原因としては，食物残渣，歯垢，歯石の沈着など口腔の不衛生に加え，う蝕（虫歯），歯周病，口内炎などの口腔内疾患がある．

口腔外の原因としては，消化器系，呼吸器系の疾患や熱性伝染病などがあげられるが，口臭の多くは口腔の不衛生によるものであるといわれている．

このほか，他人はまったく気にならないが，本人だけは口臭を強く感じるケースがある．これは**神経症的口臭**といわれ，思春期の男女にしばしばみられる．歯科的あるいは内科的検査を行っても原因がみつからないため，口臭のないことを本人に納得させなければならず，ときに精神科的な治療も必要である．

6 フットケア（足の美容）

1 足のトラブルの原因

足のトラブルの多くは足の裏に起こるが，たいていは皮膚だけの問題ではない．例えば，足の裏の第２趾のつけ根の少し下あたりの盛り上がっている部分が痛くなったり，皮膚がかたくなったりしていることがある．これは，足の骨のアーチが低下した状態を示している．人間の足には縦と横の２方向のアーチがあり，歩いたときの衝撃を受け止めるクッションになっているのだが，ここが平らになってしまったためにまともに衝撃を受け，足の裏の痛みはもとより，タコができたり，立っていてもすぐ疲れるなどのトラブルが発生する．そして，アーチが平らになるのは，足の筋肉やじん帯が弱くなっているためである．そこにきて合わない靴をはいて足をいためつけると，さらに進行し，いずれ足の骨が平たく扇状に広がり，外反母趾になる．

タコやウオノメを「できもの」のようなものと誤解している人がいる．しかし，実際には，合わない靴や運動不足，悪い姿勢や間違った歩き方などによって強く圧迫されつづけ，角層が厚くなったものである．つまり，これらは偏った生活スタイルが引き起こすトラブルといえる．

2 タコとウオノメ

「ペンダコ」や「すわりダコ」からも想像できるように，タコ（胼胝（べんち））は繰り返し圧迫や摩擦などの刺激を受けた部分にできる．これは皮膚の防御反応のようなもので，同じ部分への刺激が長期間つづくと，角層を厚くして丈夫にしようとする．したがって，その刺激をなくせば自然に治っていく．

足の裏の第２趾のつけ根の少し下あたりにタコができるのは，前述したように，足のアーチが平らになっていることが原因である場合が多い．外反母趾やO脚のため，足の外側に体重がかかる人は，小指のつけ根の下あたりにタコができる．歩き方に癖があり，足の母趾に体重が残り過ぎる人は母趾にタコができる．また，つま先の細い靴をはいていると，小指の甲側にタコができる．

タコは刺激を受けた部分がただ厚くなるだけなのに対し，ウオノメ（鶏眼（けいがん））は中心部にかたい芯をもつ．芯の先端が皮膚の中に伸び神経を刺激するため，ウオノメが進行すると，タコと違い痛みが出てくる．タコができるにせよ，ウオノメができるにせよ，その部分に何か不自然な力がかかっているわけなのだから，まずは原因を調べることが大切である．

しかしながら，高齢者のタコとウオノメは加齢によるものがほとんどである．

3 足のトラブル予防

専門家がすすめる足のケアは，筋肉のストレッチも兼ねたマッサージである．風呂の中で温めながらやるとより効果が高まる．そして，1日中靴をはきっぱなしにしないで，ちょっとした時間をみつけて靴をぬぎ，足をリラックスさせるとよい．また，外反母趾の予防には，足の指でグーチョキパーをする運動がすすめられている．

足のムレ

手のひらと足の裏には，汗腺が密集している．特に足の裏は，両足で1日にコップ一杯の汗をかくともいわれるほどで，靴や靴下で包まれていれば，当然ながらムレてくる．水虫はカビの一種であり，あたたかく，ジメジメとしたところを好む．足の裏に水虫ができやすいのはこのためである．

また，足がムレると皮膚や爪もふやける．ほうっておくと，爪が変形したり，食い込むなどのトラブルも起こりやすくなる．これを防ぐには，毎日石鹸で足を洗って清潔にし，なおかつ風通しをよくすることである．同じ靴をはきつづけないことも大切で，靴は5足以上を交替にはくようにしたい．夏場など，足がムレやすいと感じたら，靴下もこまめにはきかえるとよい．

4 足のスキンケア

基本は，足をていねいに洗うことである．これはマッサージにもなる．皮膚が乾燥していると，タコやウオノメがかたくなってくるため，タコやウオノメができやすい部分にはふだんからオイルやクリームあるいはサリチル酸ワセリンを塗るとよい．

できてしまったタコやウオノメは，皮膚科専門医またはフットケア外来のある医療機関で早めに診てもらうことをすすめる．自分でスピール膏を貼ったり，軽石やヤスリで削るとかえって出血したり，細菌感染を起こすことがあるので気をつけたい．特に糖尿病の場合は注意が必要である．

Section 4 美容のための毛の知識

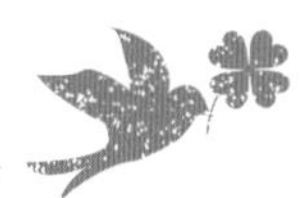

人間の毛は，何のためにあるのか．動物のように身体の保護あるいは保温のためだけにあるのではない．人間が衣服をまとったときに，それは過去のものとなった．したがって，動物にみられる冬支度のための毛がわりの現象も，人間ではみられない．逆に，防寒のために冬の動物の毛皮を身にまとって保護する術を身につけてきた．

そのため，人間には頭髪や眉毛，まつ毛，陰毛，腋毛，男性のひげなど，身体の一部に硬毛の発生がみられるだけになってきた．思春期になってから出現する性毛である腋毛，陰毛の意義については，アポクリン汗や性活動との関連が考えられるが，あまりはっきりしていない．

目につく頭髪や眉毛，まつ毛の意義についても，いろいろな考え方がある．頭や目を保護するためというよりは，ファッションとしての役割が主になっていると考えられる．美容師や理容師という職業が成立しているのもこのためである．

毛の構造をはじめ基本的な毛の知識は Section1 皮膚の知識 （p.7）で述べたので，ここではヘアケアに必要な毛の知識を中心に述べる．

1 | 毛の成り立ち

髪の美しさは，皮膚の表面に出ている部分，すなわち毛幹の性質によって決まる．

実は，毛幹はすでに死んでおり，外部の環境や美容技術，化粧品などによって傷つけられると，自ら修復することができない．傷ついた毛幹は，いつまでもそのまま存在し，さらに傷むような状況が続くと，最後には切れてしまう．

それに対し，皮膚の内側にある毛根は毛包の中で保護されているため，外部から害を受けることがない．すなわち，毛根が伸び，皮膚の表面に出て毛幹となったときは健康な状態であるため，手入れ次第では髪の美しさを維持することができる．

1 毛の構造

毛の主成分は角層や爪と同じく，ケラチンと呼ばれる硫黄を含むタンパク質の一種である．ただし，毛と爪のケラチンは**硬ケラチン**といわれ，角層の軟ケラチンとは区別されている．**軟ケラチン**は角層の表面のようにほぐれやすく，ばらけることも多いが，硬ケラチンはお互いにしっかりと結びつき，一定の形をとっているため，くずれにくい．

毛の主成分であるケラチンタンパク質は，ポリペプチドを主鎖としたラセン状の構造をもっている．この**ポリペプチド主鎖**が無数に集まって１本の毛となる．要するに，線香の束のような成り立ちをしているものと考えればよい．縦方向に連なったポリペプチド主鎖同士を結びつけているのは**側鎖結合**である．隣り合った主鎖同士が横につながり，主に３つの側鎖結合で結びついて毛を強固にしている． ポリペプチド主鎖は切れにくく，毛をちぎろうとしても簡単にはちぎれないが，側鎖結合は切れやすい性質で，縦に裂けやすい．そのため，枝毛（サケ毛）ができやすいのである．また，毛は熱によって側鎖の一部が切れ，冷やすと再び側鎖が結合する性質があるが，髪の毛を構成するタンパク質は高温に弱く，変化しやすいことを考慮し，ドライヤーやアイロンを使うときは注意が必要である．代表的な側鎖結合について以下に述べる．

a. ジスルフィド結合（シスチン結合）

硫黄を含んだタンパク質に特有な結合で，ケラチンを特徴づける強固な結合である．化学的な反応により切断可能で，その後の再結合も可能なため，パーマはこの性質を利用して施行されている．

b. 塩結合（イオン結合）

隣り合ったポリペプチド主鎖同士が電気的に結びついた結合で，ジスルフィド結合より弱く，水素結合より強い結合である．

c. 水素結合

塩結合より弱く，水で簡単に切断できる．髪を濡らすとやわらかくなるのはこのためである．

2 毛の成分

先に書いたとおり，毛の主成分は，硫黄を含むタンパク質の一種であるケラチンである．タンパク質はアミノ酸が集まってできたもので，毛の場合はアミノ酸のうち，ヒスチジン，リジン，アルギニンの分子比が 1：4：12 となっている．こういった毛の化学的性質が解明されたことにより，コールドパーマネントの理論が構築されてきた（**図 4-1**）．

また，毛は稀酸，稀アルカリ，有機溶媒には溶けず，ペプシン，トリプシンなどのタンパク分解酵素で分解されることもない．だからこそ，そのままの形を長く保つことが可能であり，人毛のかつらが成り立つのである．

3 毛の弾力（伸び縮み）

毛は長軸の方向に引っ張っても切れにくく，この方向においては一定に伸び縮みする．そのため，くしで髪をとかしても傷めることは少なく，毛の根元を引っ張っても痛みを感じにくい．毛の主成分であるケラチンタンパク質が，ポリペプチドを主鎖としたラセン状の構造となっているためである．

4 毛と水分

入浴後あるいは髪を水で濡らすと，一時的に毛の縮れが取れてまっすぐになる．また，縮れた毛であっても，水に浸してくしやブラシでとかすとまっすぐ

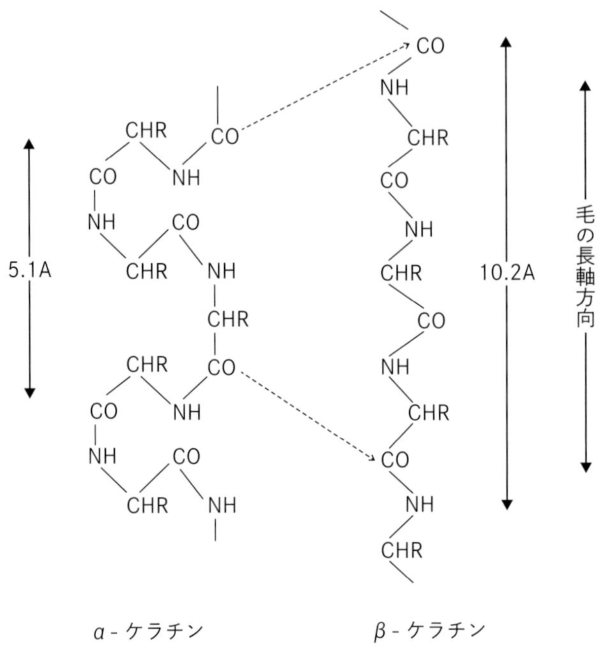

図 4-1　毛の化学的構造

に伸び，その状態のまま短時間で乾かすと，しばらくまっすぐに伸びたままである．

なぜかというと，毛は角層と同じように水分を吸いやすく，水分が不足するにつれてカサつく性質をもっているためである．

乾燥した毛は，その重さの 35%の水分を吸収すると飽和状態に達するとされる．このとき毛は膨張し，長軸の方向に 1～4%長くなり，横軸では 14%太くなり，断面もふくらんで丸くなってくることから，素直なまっすぐな毛になるのである（p.22 参照）．

一方，アルカリ性の液に浸されると，毛は大きくふくらみ，洗髪剤が毛の中にしみこむ．これが，アルカリ性洗剤による洗髪は毛を傷めるといわれるひとつの理由である．

5 毛の栄養

毛髪のケアで大切なことは，整髪料を付けたりするだけではなく，食事から必要な栄養を摂ることである．毛の栄養で特に重要なのは，毛の三大栄養素といえる「タンパク質」，「亜鉛」，「ビタミン」である．もちろん，何の手入れもしないで放置しておくと，毛髪はもろくなるおそれがあるため，毛髪のケアも大切である（p.147 参照）．

タンパク質の一種であるケラチンは毛の主成分である．タンパク質を摂ることは，① 美しい丈夫な毛をつくる，② 毛と毛乳頭の結びつきをよくして抜けにくくするという 2 つの目的に合致する．

亜鉛は，毛の主成分であるケラチンを合成する機能をもち，毛の三大栄養素の中でも不足しがちな栄養素といわれている．亜鉛が不足すると毛が生成しにくくなるため，薄毛が気になる人は，意識して摂取することが重要である．

ビタミンはさまざまな栄養素をサポートし，亜鉛の働きも助けるといわれている．亜鉛の吸収をサポートして，効果を高めるには，ビタミン B 群（B_2・B_6）も併せて摂るとよいとされている．

このほか，ビタミン E には血管を拡張させる働きがあり，頭皮の血流を正常化させ，発毛を促進する作用があるとされている．ビタミン C を一緒に摂取することにより，発毛の働きがさらに向上するといわれている．

2 毛の寿命

1 ヘアサイクル

1 本の毛は，生まれたときから死ぬときまで同じ毛が成長し続けているわけではない．毛には，毛母で細胞分裂を繰り返す**成長期** anagen，成長を止めて退縮していく**退行期** catagen，成長を休止して毛が脱落する**休止期** telogen の 3 つがあり，毛は一定の寿命をもって生え変わっている．こうした繰り返しを**毛周期**，すなわち**ヘアサイクル** hair cycle と呼ぶ（**図 4-2**）．

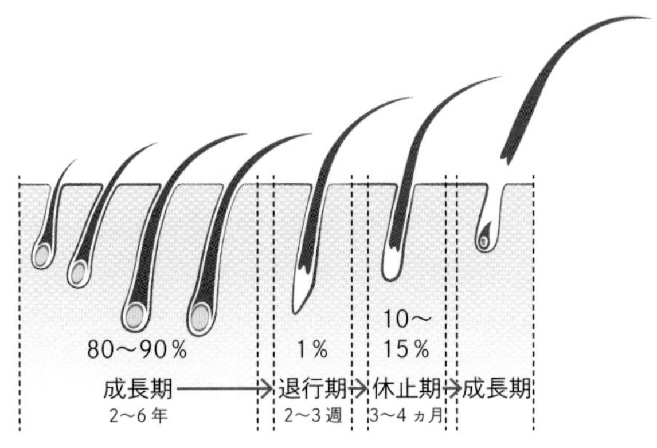

図 4-2　頭髪の毛周期（ヘアサイクル）

表 4-1　成長期毛と休止期毛

	成長期毛（％）	休止期毛（％）
頭　部	83	15
眉　毛	10	90
腋　毛	37	62
胸　毛	29	71
陰　毛	25	75
上　肢	17	82
下　肢	25	74

髪をカットしたあと，しばらく経つと毛の長さが不ぞろいになってくるのは，休止期に入って伸びない毛が混じっているためであり，毛が脱落しても目立たないのは，１本１本のヘアサイクルがずれているためである．また，成長期毛や休止期毛の割合は，身体の部位により異なる．例えば，頭髪は８割が成長期毛であるのに対し，眉毛では１割しか成長期毛がない（**表 4-1**）．

ちなみに，動物に「毛変わり」が起こるのは，人間と違い大部分の毛が同じ周期であるからである．したがって，人間でも秋口には毛の脱落が増える傾向にあるが，「毛変わり」によるものではない．

2 自然脱毛と毛の再生

自然脱毛の経過は次のとおりである．まず，毛髄質と毛乳頭との間に気泡ができて，毛球と毛乳頭との固着力が弱くなってくる．その毛は，毛乳頭からはなれ，上方に移動し，毛包の中にしばらくとどまる．このときの毛を bed hair と呼ぶが，その毛根部はほうき状で，色素が減少し，毛乳頭も扁平になっている．その後，数ヵ月の休止期を経て新しい毛が生え，それが伸びるとともに bed hair も押し上げられ，脱落していく（**図 4-2**）．

病気で抜けた毛は，健康な毛より早く 6～10 週間で再生する．無理やり抜いた毛は，さらにその期間が早まる．毛乳頭が残っており，まだ成長期にあるのだから当然である．

休止期に入った毛は，ブラッシングや洗髪で容易に抜けることも多い．これは生理的現象であり，心配する必要はない．ただし，自然の脱毛には限度があるため，1 日のおおよその脱毛数は把握しておきたい．

頭髪の脱毛数は年齢によって異なり，日本人では 20～30 歳代で 1 日約 90 本，50～60 歳代になると，1 日約 150 本に増えるとされている．

3 毛の成長期

毛の成長期は身体の部位によって異なり，毛の長さに比例する．**長毛**である髪の成長期は 2～6 年と身体の毛のうちで最も長く，女性のほうが男性より長い．いずれも生え際の毛の成長期は短く，4～9ヵ月である．

短毛である眉毛やまつ毛などの成長期は 100～150 日にすぎず，四肢や体幹の毛は成長期と休止期とがほぼ同じで，それぞれ数ヵ月である（**図 4-2**）．

なお，病的な原因で毛が急激に休止期に入ったときは脱毛症になりやすいが，原因が除かれると再生してくる．妊娠出産や全身の病気のあとには脱毛が起こることが多く，いつの間にか生えてくるのはこのためである．

4 毛の発育速度

頭髪は一般的に 1 日に 0.2〜0.5 mm，口ひげは 0.4 mm ずつ伸び，側頭部では頭頂部より成長速度が遅いとされているが，個人差が大きい．年齢や性別で分けると，16〜24 歳の女性が最も早く，65 歳以上では特に緩慢になってくる．

3 毛の色

1 毛とメラニン

毛にはいろいろな色がある．日本人は黒色から褐色が主体だが，まれに日本人同士の両親からも金髪の子どもが生まれることがある．これは，生まれつき身体にメラニンをつくる働きがない**白皮症**(はくひ)という病気によるもので，このことからもメラニンが毛の黒色にかかわっていることがわかる．

毛のメラニンは，毛母の色素細胞でつくられる（**図 4-3**）．そのメラニンが皮質に入るのではなく，メラニンを含んだ色素細胞がそのまま表皮まで押し上げられて皮質となるため，皮質にメラニンが残る．そして，色素細胞にメラニンをつくる力がなくなると，**白毛**（白髪）に変わっていく．

メラニンには**ユウメラニン**（真性メラニン）と**フェオメラニン**（黄色メラニン）がある．金髪はフェオメラニンによるもので，黒髪ではユウメラニンが圧倒的に多く，赤毛はユウメラニンにかなりのフェオメラニンが混ざった状態である．

2 白毛（白髪）とは

毛のメラニンがなくなると，白毛になる．多くは 40 歳代に始まり，60 歳を過ぎると，メラニンをつくる能力が衰えてくるのに伴い，目立ってくる．なかには 30 歳代初期でも白毛が多くなる場合があり，**若白髪** premature

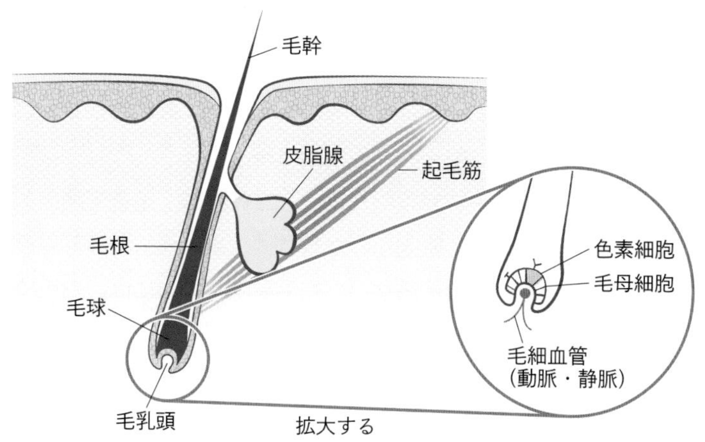

図 4-3　毛球の構造

(安田利顕：ヘアーエステティシャンへの道.p 7, 日本スキン・エステティック協会)

grayness といわれる．逆に，60 歳でも白毛が目立たない人もいるように，いつ白毛になるかは遺伝的なもので，個人差がある．ただし，早期に白毛になる人の場合は，しばしば家族性，遺伝性によるものである．

また，真っ白な髪 white hair と，白色調が強い髪 gray hair とは区別して扱う．銀色の髪 silver hair は毛の中の空気の含有量が多いときに現れるもので，輝きを伴う．

3 白毛の成り立ち

白毛の多くは，加齢に伴って生えてくる．頭髪の白毛は，側頭部に始まって，次第に頭頂部へと広がり，いずれ後頭部に至る．男性の場合，それよりも早く口ひげが白くなってくることが多い．通常，腋毛と陰毛は最後に白くなるとされる．

毛の色との関係をみると，ブルネット（黒色に近い金髪）のほうが金髪より白毛になりやすいといわれるが，色素の多い毛のほうが少ないものより色の変化が目立つためと思われる．

白毛が突然増えること（sudden bleeching）もあるが，これは精神的な衝撃のために血液循環が悪化し，毛の皮質細胞の働きが乱れ，皮質内に気泡が入って起こると考えられている．つまり，毛の中にメラニンが存在していても気泡によって光が全反射され，白くみえるのである．

また，胃腸障害や貧血，甲状腺機能亢進，下垂体障害，栄養失調なども白毛が増える原因となる．こうした原因が除かれれば，また元に戻ってくることもあるが，老化による白毛は元に戻らない．白毛を隠すためには，白毛染め（ヘアカラー）などを施す必要がある．

4 その他の毛の色の変化

白毛以外の色の変化としては，例えば，銅を取り扱う仕事をしていると銅の粉末が沈着して緑色になり，コバルトやインディゴでは青色を帯びる．銀沈着症では銀色になる．

また，ヘアローションなどに含まれる成分が影響を及ぼすこともある．例えば，レゾルシンは毛に黄色味を与え，重曹は黒い毛を褐色に変える．

5 ヘアカラーリング剤の種類

a．ブリーチ（脱色剤）【医薬部外品】

毛髪内部（毛皮質）のメラニン色素を分解，脱色することで髪の毛の色を明るくする．脱色のみで染色力はない．効果は毛髪が抜けるまで持続する．アレルギー性接触皮膚炎になる可能性はないので，パッチテストは不要である．

b．ヘアカラー（永久染毛料）【医薬部外品】

ブリーチ力で脱色すると同時に染料が毛髪の内部（毛皮質）にまで入ってしっかり染まり，効果は数ヵ月持続し，シャンプーしても色落ちしない．アルカリ性酸化染毛剤と中性酸化染毛剤があり，ブリーチ力はアルカリ性酸化染毛剤がまさる．

接触皮膚炎になる可能性があるので，パッチテストが必要である．パッチテスト陽性の場合は使用しない．また，ヘアカラーで一度でもかぶれた場合，それ以降は使用しないほうが安全である．

c．ヘアマニキュア（半永久染毛料）【化粧品（染毛料）】

酸性染毛料で，毛髪に色合いをプラスし，ツヤと潤いを与えることを目的とする．キューティクル（毛小皮）と毛皮質の表面近くだけが染まり，効果は3週間程度である．接触皮膚炎になる可能性はほとんどないため，パッチテストは不要である．

d．カラートリートメント類（除染性染毛料）【化粧品（染毛料）】

塩基性染毛料で，毛髪に色合いをプラスし，ツヤと潤いを与えることを目的とする．キューティクル（毛小皮）と毛皮質の表面近くだけが染まり，効果は5回連用で1週間程度である．接触皮膚炎になる可能性はほとんどないため，パッチテストは不要である．

e．一時染毛料【化粧品（毛髪着色料）】

毛髪表面に顔料が付着することによって一時的に毛髪が染まり，1回のシャンプーで簡単に色を落とせる．接触皮膚炎になる可能性はほとんどないため，パッチテストは不要である．

4 | 毛とホルモン

1 性　毛

皮膚とホルモンとの間には密接な関係がある（p.99）が，毛とホルモンにもこれと同じ関係がみられる．

思春期までは生毛（軟毛）だが，この時期に硬毛に変わってくる毛がある．例えば，陰毛，腋毛，口ひげ，胸毛，四肢の毛などで，これらは**性毛**と呼ばれる．このうち，口ひげ，胸毛，四肢の毛のように男性に特有のものは，**第二次**

性徴の現れのひとつである．性毛が硬毛化するのは，男性ホルモン（アンドロゲン）の刺激によるものであり，陰毛，腋毛の発生にも男性ホルモンが関与している．

女性の場合，陰毛は上線が水平で逆三角形型だが，男性の場合，へそ（臍窩）にまでその尖端が達する菱形をしている．この男性の発毛型は，睾丸からの男性ホルモン，つまりテストステロンの刺激によるものである．これに対し，女性の発毛型は，副腎皮質からの男性ホルモン，つまりアドレノステロンの刺激によるものである．そのため，睾丸機能不全者にみられる陰毛の発生は女性型となる．また，陰毛が縮れるのは，女性ホルモン（エストロゲン）の影響が大きい．

腋毛の発生も男性ホルモンの刺激によることは前述のとおりだが，これはアポクリン腺の発育とも並行しているため，わきがの人は腋毛の発生も目立つ．

女性が更年期に入ると，口ひげや四肢の硬毛が目立ってくるのは，女性ホルモンが減少してくるのに対し男性ホルモンはあまり減少せず，男性ホルモンと女性ホルモンの比が大きくなるためである．

2 頭髪とホルモン

男性型脱毛症 Androgenetic Alopecia（**AGA**）は男性ホルモン過剰のしるしといわれている．男性型脱毛症においては前頭から頭頂部の頭髪が細く薄くなり，後頭部にはみられないのが普通で，この点から，**男性ホルモン**は前頭部から頭頂部にかけての毛に影響すると考えられている．

また，頭髪の色と光沢を維持しているのは**甲状腺ホルモン**である．これが少なくなると頭髪はカサつき，ツヤもなくなってくるほか，休止期脱毛の原因のひとつともいわれる．

昆布やワカメのような海藻が頭髪によいといわれるのは，ヨードを含むためである．私たちが摂取したヨードの大部分は甲状腺に取り込まれ，そこで甲状腺ホルモンの原料として使われる．

3 眉毛とホルモン

眉毛の外側3分の1の発毛には，甲状腺ホルモンが関与している．そのため，甲状腺の働きが悪いと，この部分が薄くなってくる（Hertogue 徴候）．しかし，眉毛が薄くなる原因はこのためだけでなく，アトピー性皮膚炎や脂漏（しろう）性皮膚炎，アイブロウ（眉）ペンシルによる摩擦などもある．

毛とホルモンの関係をまとめると，以下のようになる．

① ホルモンに影響されないもの：まつ毛，眉毛の内側3分の2．
② 副腎皮質の男性ホルモンにより刺激されるもの：陰毛，腋毛．
③ 睾丸の男性ホルモンに影響されるもの：口ひげ，胸毛，四肢の硬毛，陰毛の一部，頭髪（前頭部，頭頂部）．
④ 甲状腺ホルモンにより刺激されるもの：眉毛の外側3分の1，頭髪（側頭部，後頭部）．
⑤ 女性ホルモンに影響されるもの：頭髪（頭頂部），陰毛の縮れ．

5 脱毛症

脱毛症には多くの種類があり，原因も症状もさまざまである．当然のことながら，原因が違えば治療法も異なり，回復するかどうかの経過も違ってくる．

「脱毛」というのは非常に曖昧な言葉である．多くの場合，「毛が抜けて毛の数が少なくなる状態」（毛の脱落）だが，そうでない状態のものも「脱毛」と呼んでいる．その代表は男性型脱毛症（AGA）で，毛の数は減らないが，あるときから太く長い毛が再生せずに，大半の毛が細く短い毛（軟毛）に置き換わって（軟毛化）しまう．抜けてはいなくても，目で見える頭髪の量は減るため，「脱毛症」に分類されている．

また，毛が抜けて毛の数が少なくなる「脱毛症」の代表は円形脱毛症で，ほかにトリコチロマニア（抜毛症），休止期脱毛，内分泌異常による脱毛，栄養障害による脱毛，皮膚感染症による脱毛，皮膚腫瘍による脱毛，瘢痕性脱毛，薬剤・化学物質による脱毛などさまざまである．

1 加齢による脱毛症（老人性脱毛症）

加齢によって，毛乳頭細胞が老化して起きる脱毛症で，50 歳以降の男女に現れる．加齢に伴って代謝が低下し，細胞活動も低下するため，自然と髪の毛が伸びるスピードが遅くなり，毛も細くなり，徐々に毛髪が薄くなる．男性型脱毛症と症状は似ているが，老化現象による要因が強いとされている．対策はなかなか難しいが，ライフサイクルを見直し，毛乳頭細胞が活性化する食事や生活を心がけることが大切である．

2 男性型脱毛症

思春期に体内で増加するアンドロゲン（男性ホルモン）の作用により，ひげや胸毛などは硬毛化するが，頭髪は軟毛化する（毛包のミニチュア化）という逆の現象で生じるのが**男性型脱毛症（AGA）**である．20 歳代前半から前頭から頭頂の頭髪が細く薄くなり，年齢とともに進行するいわゆる若はげである．ただし，誰もが若はげになるのではなく，遺伝的な素因が大きく左右し，日本人成人男性の約 3 人に 1 人が男性型脱毛症になるとされている．

治療は，外科的治療の自毛移植術などのほか，薬剤治療では毛包のミニチュア化をおさえるフィナステリドやデュタステリドの内服薬やミノキシジルを使った外用薬による治療が行われている．内服薬は男性のみに限られており，肝機能や併用薬なども考慮して慎重に服用することが求められる．

3 女性の男性型脱毛症

女性でも男性型脱毛症になることがあり，更年期以後に目立ってくる．最近では**女性の男性型脱毛症** Female Androgenetic Alopecia（**FAGA**）と呼ばれるようになっている．症状は男性と異なり，生え際は保たれるが，頭頂部を中心に，頭髪が細く薄くなる．

原因は，加齢により女性ホルモンが減少し，相対的に男性ホルモンが優位となるホルモンバランスに起因するといわれる．ホルモンバランス以外にも，複数の要因が関係しているとされるが，詳細は不明である．

4 円形脱毛症

最も多くみられる脱毛症である．頭髪の一部がコインのように円形に脱毛する単発型が基本型だが，1ヵ所に限らず多発することもあり，ときには頭髪全体が抜け，さらに全身の毛が抜けることもある．頭髪全体の脱毛を全頭型，全身の脱毛を汎発型と呼ぶ．

円形脱毛症の脱毛した部分では，毛が脱落してなくなっている．しかし，毛包が縮んで休止期のようになっていても，毛孔が健全に残っているのが特徴である．周りの毛を引っ張ると抜けることがあるが，その毛根をみると，健康な毛のような棍棒状ではなく，先が尖っている．また，周りの毛が引っ張って抜けるときは，脱毛巣が広がる可能性があると考えればよい．

発症原因は，現在では毛包を標的にした自己免疫性疾患であると考えられている．リンパ球の攻撃がおさえられれば，元どおりの毛が生えてくる．精神的ストレスが円形脱毛症の原因とされてきたが，精神的ストレスは原因ではなく，誘因のひとつとされている．

円形脱毛症の頻度は全人口の 1〜2 %と推測され，患者の 2 割程度に家族内発生がみられる．男女差はなく，どんな年齢でも発症するが，1／4 は 15 歳以下で始まり，全頭型や汎発型などの重症の脱毛も小児に多くみられる．つまり，一定の割合で必ず円形脱毛症になる人がいて，なりやすい素質が遺伝していると考えられている．

経過は，脱毛斑の少ない場合，ほとんどが自然に治るため，治療も不要なほどである．しかし，広く多数が抜けているものほど脱毛が長引く．全頭型や汎発型では数年以上続くこともある．ただし，例え何年も脱毛が続いていても，毛包の細胞（幹細胞）は残っているので，治療が奏効すれば，毛は必ず生えてくる．さらに，自然の経過で生えてくるケースもある．毛が生えてきても，はじめは生毛や白毛の場合が多いが，徐々に普通の毛に戻る．

治療には，外用療法，局所療法，全身療法があり，症状や経過に応じた治療が行われている．副作用を伴うものもあるため，皮膚科専門医とよく相談するべきである．ちなみに，外用療法では副腎皮質ホルモン（ステロイド）やミノキシジル，塩化カルプロニウムなどの外用療法が行われている．その他の局所療法ではステロイドの局所注射や液体窒素療法，局所免疫療法，紫外線（PUVA）療法などが行われている．全身療法ではグリチルリチンやセファランチン，抗アレルギー薬，副腎皮質ホルモン（ステロイド）の内服薬が用いられている．

5 トリコチロマニア（抜毛癖）

一種の癖で，自分の毛（毛髪，眉毛，まつ毛）を繰り返し抜いて，脱毛状態になるもので，毛そのものの病気ではない．トリコ（髪の毛），チロ（引っ張る），マニア（熱狂者）という 3 つの言葉をつなぎ合わせた病名である．抜毛行為が止まれば，毛は生えてくる．

子どもと女性に多く，通常 1～2 歳頃から始まり，主に生活環境による心理的・精神的ストレスが原因とされている．家族や他人にみられないように自分の毛髪を抜くことが多く，自分では我慢しようとしても思わず抜いてしまい，満足感や開放感があるとされる．本人に痛みはないことが多く，脱毛部には切られた毛が不規則に残る．脱毛部の形は不整形で，円形脱毛症のように丸くはないが，円形脱毛症と勘違いするケースも少なくない．

脱毛部に対する治療は不要だが，周囲の人たちが患者の気持ちを理解し，叱らず，優しく注意するなどしながらストレスを解消させ，抜毛の癖を止めさせることが大切である．

6 休止期脱毛症

休止期脱毛症は，女性のいわゆる薄毛症状で，女性の男性型脱毛症（FAGA）に次いで 2 番目に多いとされている．症状は女性の男性型脱毛症とは異なり，見た目は健康そうな太い・長い抜け毛が多いのが特徴である．

通常であれば，頭髪の毛根の80％程度が成長期にあるとされているが，これが何らかの原因で急に休止期に入ってしまう．休止期に移行することで抜け毛が増え，休止期から成長期への周期移行が長い間止まってしまうため，新しい毛が生えてこなくなり，毛量が減る結果となる．また，男性型脱毛症（AGA）や女性の男性型脱毛症（FAGA）などにみられる軟毛化があまり顕著でないことも特徴である．その理由は，休止期脱毛症の場合，本来の成長期にある元気な毛根が，元気な毛髪を伸ばしている途中に急激に休止期になるため，軟毛化が起こる余地がないからである．

原因は，ストレスや貧血，極端な食事制限によるダイエット，甲状腺機能の低下，出産や更年期などのホルモンの変化などが考えられる．

出産後脱毛症（分娩後脱毛症）も休止期脱毛症のひとつである．妊娠後期にはエストロゲンホルモンの影響によって，成長期毛から休止期毛への移行が抑制されているが，出産後にはその抑制がなくなる．そのため，出産後2～3ヵ月してから休止期脱毛による抜け毛を自覚するようになる．その後は，数ヵ月で徐々に脱毛症状は改善していく．

7 その他の脱毛症

その他にもいくつかの脱毛症や脱毛状態があり，脱毛の症状も多様だが，多くは脱毛の原因がはっきりとしている．

すなわち，膠原病や代謝疾患，消化器疾患などの全身疾患に伴って生じる脱毛，内分泌異常による脱毛，栄養障害による脱毛，頭皮の細菌・真菌などの感染症や湿疹・皮膚炎，腫瘍で生じる脱毛，抗癌剤などさまざまな薬剤の副作用による脱毛，過激なダイエットによる脱毛，ポニーテールによる牽引性脱毛症などがある．

このような脱毛は，その原因となる疾患や症状の治療を優先し，多くはその疾患や症状が改善すれば回復する．ただし，熱傷や外傷後，長期で強い牽引性脱毛後など，皮膚の瘢痕化による脱毛は回復しない．いずれにしても，脱毛状態の正しい診断が前提であるため，皮膚科専門医による診察が重要である．

6 | ムダ毛の処理と治療

普通は硬毛が目立たない部分に硬毛が増え，目立ってくるものが多毛症である．内分泌系のさまざまな病気から引き起こされることもあるが，原因がはっきりとしないケースも少なくない．最近は女性だけでなく，男性でもこうした硬毛をムダ毛と捉える傾向がある．ここでは，美容上，妨げになるムダ毛の処理と治療を中心に述べることとする．

1 物理的脱毛

a. ツイージング（毛抜き）

主として口の周り，顎のフェイスライン，眉毛の周りなどのムダ毛の除去に応用されている．専用のピンセットで１本１本ムダ毛を引き抜く方法で，痛みを伴い，埋もれ毛や出血，毛嚢炎，色素沈着など皮膚を傷つける可能性がある．

そのため，処置前は脱毛箇所を蒸して毛穴を開いた状態にし，毛抜き後は冷水につけたコットンや冷却剤などで冷やして毛穴を閉じ，しっかりと保湿することが大切である．毛穴を傷つけたときは化膿止め薬を外用し，細菌感染予防を心がけたい．

b. 脱毛シート（テープ）

毛を１本１本抜くのではなく，ワックスが塗られているシート（テープ）に毛を張り付かせて，ワックスに絡めて抜く方法である．ワックスが塗られている面を肌に貼ってはがすことで，ムダ毛を根こそぎ処理できる．痛みはあるが，自分だけで比較的広い範囲を脱毛することができる点は長所とみなされ，特に，足などのムダ毛の処理に適している．

脱毛シートを使うのに必要な毛の長さは，それぞれの製品によって異なるが，1.5〜5 ミリほど伸びていれば可能であり，長すぎてもきれいに抜けないので，製品の説明にあるとおりの長さで使用することがポイントである．

処理後はワックスのベタベタ感が残るため，専用拭き取りシートで拭き取っ

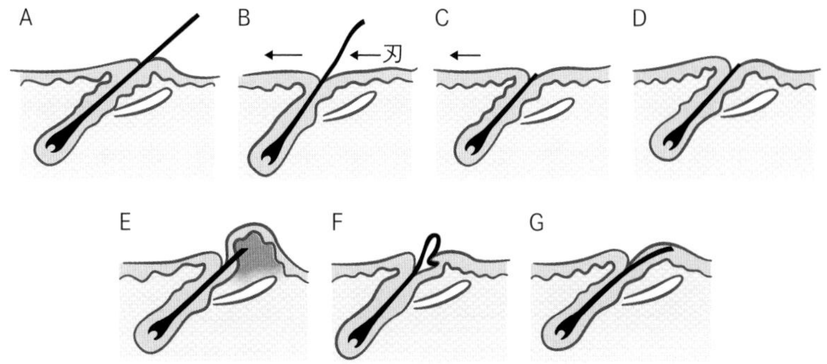

図 4-4　剃毛の模型（逆剃り）

A．普通の毛，B．皮膚を緊張させる剃毛，C．剃毛直後（なお皮膚は緊張している），D．剃毛直後（皮膚の緊張をとる），E．剃毛後に毛が毛包壁に突き刺さったもの（毛包周囲炎），F．剃毛直後の先が毛包壁に突き刺さったまま成長，G．表皮内に突き刺さって成長

たあと，冷水につけたコットンや冷却剤などで冷やして毛穴を閉じ，しっかり保湿することが必要である．ツイージング同様，毛穴を傷つけたときは化膿止め薬を外用し，細菌感染予防を心がける．

c．シェービング（剃毛）

シェーバー（カミソリ）を使い，皮膚表面の高さで毛を鋭利に切断するもので，男性の毎朝のひげ剃りもこれに相当する．

シェービングの注意事項として，毛なみの方向にそって行うと害が少ない．これを「順剃り」という．毛なみと逆の方向に剃るいわゆる「逆剃り」はさまざまな害があるとされているが，毛の断面が目立たないため，剃りあとは滑らかになる．

シェービングの仕方は，まず，皮膚を引っ張って**図 4-4** の A を B のように緊張させる．こうして，毛をより起こさせるとともに，毛孔部の高まりも平らにさせないとカミソリで傷つけてしまうので注意が必要である．このとき逆剃りをすると，B のような方向に刃が働き，皮膚の表面にさらに接することになる（C）．このように，皮膚の表面を平らにし，毛孔の高まりも平らにしてから剃ることが重要で，頬をふくらませても同じ効果がある．

皮膚の緊張が解かれると，逆剃りでは D のように毛の切り口が毛孔に埋もれ，皮膚が滑らかになる．これに対し順剃りでは，毛が長く切れるので，断端が皮膚の表面からのぞき，ザラついてくる．

一方，逆剃りした毛の欠点としては，毛孔に埋もれることで，それが伸びていく途中，Eのように毛包壁に鋭い断端が引っかかったり，突き刺さったりすることである．こうなると，突き刺さった断端を中心に，その周りに炎症が起こり（E），ときにはそこが化膿する．この症状を一般に**カミソリカブレ**という．また，毛が毛包壁に突き刺さったまま伸びると，Fのように毛が毛孔にロープ状に丸まってくる．ときには，Gのように表皮内に突き刺さったままになることもある．

2 化学的脱毛（脱毛クリーム）

今日，化学的脱毛剤として使われているものは，硫化バリウム，硫化ストロンチウムなどの硫化物とチオグリコール酸である．ここでいうチオグリコール酸とは，チオグリコール酸カルシウムをさす．コールドパーマに使われているチオグリコール酸アンモニウムは皮膚への刺激が強く，毛に対する働きは比較

カミソリカブレ

カブレといっても一種の化膿で，剃毛したあと毛孔が化膿するのがカミソリカブレである．口の周りがときどきかゆくなる人は，もともとこの部位の皮膚が化膿しやすいため，カミソリカブレも起こりやすく，しかも非常に治りにくい．もっとも，シェービングクリームでカブレを起こすケースもある．

カミソリカブレの予防と手当てとしては，剃毛前にできるだけ毛をやわらかにしておくことが大切である．そのためには，蒸しタオルやシェービングクリームを使うようにつとめる．また，逆剃りを避け，電気シェーバーを使うのも一法である．剃毛後は，酸性のアフターシェービングローションや化膿止め薬を使うようにする．

的弱いため，毛が切れることは少ない．反対に，脱毛クリームに用いられているチオグリコール酸カルシウムは皮膚への刺激が弱いが，毛を切る力は強い．

化学的脱毛剤の多くがクリーム状になっているのは，毛の水分を増やし，弾力をなくして引きちぎりやすくするためである．脱毛クリームを使うと，毛はほとんどが皮膚表面の高さで切れて，その後は剃毛後と同じ速度で成長する．つまり，脱毛クリームは毛を抜くものではなく，むしろ毛を化学的に切るものである．

脱毛クリームの効果には個人差がある．毛の発生部位によっても異なり，思ったような効果が得られないこともあるが，比較的長い時間，作用させると効果が上がることがある．ただし，皮膚への刺激が高まるため，注意しなければならない．できるだけ少量を短時間使うようにすることにより，脱毛の効果を安全かつ確実に上げることができる．

脱毛クリームを傷ついた皮膚につけたり，汗で表皮がふやけているところにつけたりしないこと，また，初めて脱毛クリームを使うときは，少量でテスト（パッチテスト）を行った上で，製品の説明書の指示を遵守することも，皮膚のトラブルを防ぐ方法である．

3 ブリーチ（脱色）

ムダ毛の脱色であるブリーチ bleaching とは，毛を漂白して目立たなくする方法で，手足の比較的やわらかい毛に用いられる．脱色された毛が再び黒くなることはないが，毛穴から新しく生えてくる毛はもちろん黒色で，毛の色を維持するためには，繰り返し脱色することが必要となる．

ムダ毛の脱色は脱色クリームを塗るだけなので，物理的脱毛や化学的脱毛（脱毛クリーム）と比較して，皮膚トラブルが少ないというメリットはあるが，髪用ブリーチ剤は成分が強いため，ムダ毛の脱色に使うのは危険である．オキシドールや酢などで代用するのも皮膚トラブルの原因となるため，必ず使用用途に適した，ムダ毛専用の脱色クリームを使用することが大切である．

4 IPL 脱毛

IPL（intense pulsed light）とは，有害な紫外線をカットし，幅広い波長をもつカメラのフラッシュのような光で，この光を用いた美容施術や治療が行われている．代表的なものはフォトフェイシャルで，肌の若返りを導き，表皮のターンオーバーを亢進させることから，肌老化の予防や改善を目的に使われている．

IPL は，エステティックサロンなどでムダ毛の処理にも用いられているが，レーザー脱毛のような永久的な脱毛効果はなく，正確には減毛あるいは除毛というべきである．

5 レーザー脱毛

レーザー脱毛は医療分野で行われている脱毛である．レーザー光を毛根部に当てると，毛のメラニンに吸収され，放熱する．この熱エネルギーによって毛根部にダメージを与え，再生しないようにするのがレーザー脱毛である．1982 年頃からアメリカで盛んに研究が行われ，レーザー脱毛器が開発された．

VIO 脱毛とエチケット脱毛

レーザー脱毛は，主に腋毛や手足のムダ毛の処理に使用されてきたが，近年は全身の脱毛が行われるようになった．特に，欧米にならって広く普及しているのが陰毛の「VIO 脱毛」である．V は前から見える逆三角形の部分，I は女性器周辺，O は肛門の周りをさす．下着や水着からはみ出るムダ毛を処理するわずらわしさから解放されるメリットがある．また，高齢化に伴って増えているのが「エチケット脱毛」である．将来的に自分が介護や看病を受けるようになったとき，介助者が排泄ケアをしやすいよう，あらかじめ陰部の脱毛を済ませておく目的で施術を受ける．そのため「介護脱毛」とも呼ばれ，男女ともにニーズが高まっている．

それまで主流だった電気脱毛と比べて技術的に簡単な上，痛みや周りの皮膚に与える害も少ないため，日本でも急速に普及した．

毛周期に合わせて数回繰り返すことにより，白毛以外はほぼ永久的に脱毛することが可能となった．

7 パーマネントウェーブ（パーマ）

パーマネントウェーブ permanent wave とは，毛髪にパーマ液を用いて化学反応を起こし，人工的な縮毛を形成する美容技術，もしくはそれによって得られる髪型のことである．「永久的（permanent）に形の崩れないウェーブ」という意味で生まれた用語である．略して「パーマ」と呼ばれることが多い．

熱を使ったヘアアイロンやヘアドライヤーで作るウェーブ（髪型）に対し，熱を使わずに，薬液だけを用いて常温でかけるため，「コールドパーマ」とも呼ばれている．近年になり，パーマ液だけでなく，機械を用いて毛髪に熱を加えてパーマのかかり具合を強くできる技術も登場した．これを「デジタルパーマ」と呼んでいる．

コールドパーマやデジタルパーマは，パーマ液によって毛髪に一度化学的変化を起こさせ，すなわち毛髪に害を与えて，ウェーブをつくるものである．そのため，本人および施術した美容師双方に，頭髪や皮膚に障害が起こる可能性が高い．障害を少なくするためには，コールドパーマの理論をよく理解し，使用法と使用量を必ず守ることが大切である．

1 コールドパーマ

コールドパーマは，毛髪に化学反応を起こす 2 種類のパーマ液を用いて行う．パーマ液の第 1 剤で毛髪内部のケラチンタンパクの側鎖結合を切断後，ロッドに髪を巻き付けてカールを作り，第 2 剤でカールのままの形で側鎖結合を再結合して固める方法である（**図 4-5**）．

側鎖結合には主にシスチン結合（S-S 結合），イオン結合，水素結合の 3 つ

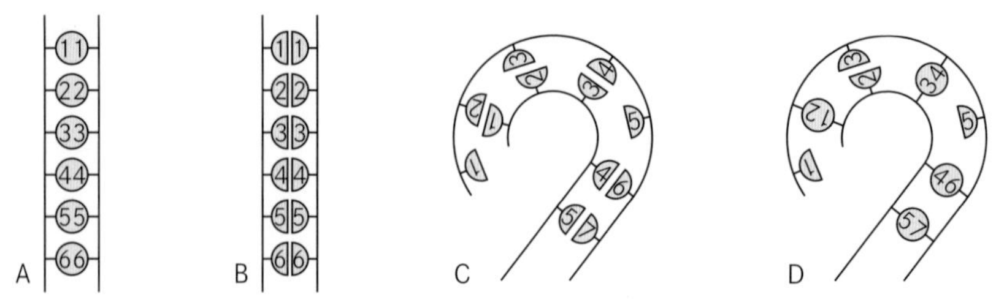

図 4-5　コールドパーマの理論

A．施術前の毛髪（側鎖結合を数字で表記），B．パーマ第 1 剤で側鎖結合を切断，C．切断された状態でカールを作る，D．パーマ第 2 剤で側鎖結合を再結合．カールした状態で近くの側鎖同士が結合しパーマが完成．

があり（p.23 参照），シスチン結合が最も強固な結合である．3 つの結合を切断し，最も効率的に髪を軟化させる薬剤がパーマ第 1 剤で，還元剤とアルカリ剤からなる．還元剤としてはチオグリコール酸アンモニウムとシステインが入っている．シスチン結合（S-S 結合）は還元作用で切断，イオン結合はアルカリ剤で，水素結合は第 1 剤の水分でそれぞれ切断される．最も強固なシスチン結合がすべて切断されるわけではなく，実際には約 2 割しか切断されないとされている．

パーマ第 2 剤は酸化剤（臭素酸ナトリウムや過酸化水素など）からなり，酸化剤により切断されたシスチン結合を再結合して固める．ここで戻せるのはシスチン結合（S-S 結合）だけである．パーマの工程を通じて pH が弱酸性に戻るとイオン結合が，ドライヤーで乾かすと水素結合が元に戻り，パーマスタイルが完成する．

2 デジタルパーマ

デジタルパーマは，コールドパーマにプラスして熱を出すロッドを使って機械でくせ（カール）をつけていくホットパーマの一種である．熱を加えることにより，髪にツヤとコシが出て，形のはっきりした仕上がりになることが特徴である．デジタルパーマはもちがよいので，形状記憶パーマとも呼ばれ，個人差はあるが，2〜3ヵ月維持できるとされる．パーマ液を散布した後に熱処理を加えることで，より強いパーマをかけることができるが，その分毛髪へのダメージも大きくなるため，注意が必要である．

3 パーマによる毛髪および皮膚障害

パーマ液には還元性物質，酸化性物質，アルカリ成分，界面活性剤などが配合されている．パーマはそれら化学物質により毛髪に一時的に害を与えて，カールをつくるものである．そのため，毛髪や頭皮，顔面の皮膚障害が起こる可能性が高い．毛髪のハリやコシなどが失われ，切れ毛も多くなる可能性がある．また，皮脂が失われ，皮膚の保護機能が弱まったり，パーマ液の刺激による接触皮膚炎が生じたりすることもある．

パーマ液は毛髪内部のタンパク質を分解する作用があり，髪の毛を細くさせる．また，頭皮に付着することで毛穴の中にまで浸透したパーマ液により，毛穴や毛根が炎症を起こし，ヘアサイクルが乱れ，抜け毛が増えることがある．薄毛や抜け毛など，脱毛症の原因にもなり得るので，注意が必要である．

また，施術者の手指の皮膚や爪にも障害が出ることがある．手湿疹になりやすく，爪先が薄くなり，爪甲剥離が起こる．爪甲下の角層が厚くなり，爪が黄白色に濁ってくることもある．

4 パーマ施術の注意

パーマ液により毛髪や皮膚を傷める恐れがあるので，パーマ施術は慎重に行う必要がある．以下に，パーマ施術中とその前後の注意を箇条書きにしてまとめた．

a. パーマができないケース

① 頭皮，顔面，首筋，手などにはれもの，傷，皮膚障害がある．

② 毛髪が著しく傷んでいる．

③ 染毛（酸性染毛料を除く）してから 1 週間以内．

④ 前回のパーマ施術から 1 週間以内．

b. パーマ施術中の注意

① 毛髪や皮膚の安全性を保つために，施術に際しては高度な理美容の知識と技術を必要とするので，理美容師以外は行わない．

② パーマ液の使用方法を誤ると毛髪や皮膚を傷め，カールのかかりぐあいにも悪影響を与え，皮膚障害やそのほか思わぬ事故を起こすこともあるため，使用方法および使用量を必ず守ること．

③ パーマ液が皮膚につくと，カブレなどの皮膚障害を起こすことがあるため，顔面，首筋などにパーマ液がつかないように注意し，タオルターバン，保護クリームなどで保護すること．

④ パーマ液が皮膚についた場合は，ただちに水またはぬるま湯で洗い落とし，ぬれたタオルなどでこすらずに軽くたたくようにして拭き取ること．

⑤ 第 1 剤処理終了後は水またはぬるま湯で必ず中間水洗を行い，第 1 剤をよく洗い流すこと．第 1 剤を洗い流さずにそのまま第 2 剤処理に移ると，毛髪を傷めたり，第 2 剤の作用が妨げられる．

⑥ 第 2 剤処理終了後も十分に水洗を行って第 2 剤を洗い流すこと．水洗が不十分な場合，毛髪を傷めたり，カールのかかりぐあいに影響が出ることがある．

⑦ 施術を行う理美容師は，施術中や施術後に自身の手指の保護のため，こまめに手を洗い，手についたパーマ液をよく洗い落とすこと．処理後は，保湿クリームなどを塗布して，失われた皮脂成分を補うこと．なお，必要に応じてビニール手袋やゴム手袋などを着用し，パーマ剤に直接ふれないようにすること．

c. パーマ施術後の注意

① パーマ施術後の 1 週間以内に染毛（酸性染毛料を除く）すると，毛髪を著しく傷め，カールのかかりぐあいに影響が出るため，注意が必要である．

② 頭皮や顔面などに皮膚障害が出た場合は，すぐに皮膚科専門医を受診すること．

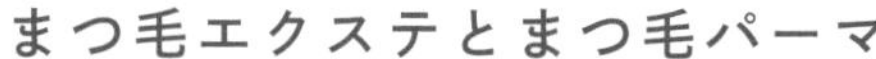

まつ毛エクステとまつ毛パーマ

まつ毛のエクステンション（まつエク）やまつ毛のパーマは，「目ヂカラ」を強調するための施術の一環で，まつ毛を長く，多く，きれいなカーブに見せる効果があり，専門のまつ毛サロンやネイルサロンなどで行われている．人工まつ毛の束を接着剤でまぶたの皮膚に直接固定してボリュームを出す従来の「付けまつ毛」に対し，近年は人工のまつ毛を自分のまつ毛に接着剤で固定する「まつエク」が盛んに行われている．また，専用の液剤を使って自分のまつ毛をカールさせる「まつ毛パーマ」（「まつ毛カール」「ラッシュリフト」とも）も人気が高い．これらの施術は美容師法に基づく美容行為とされており，美容師免許を有する者しか施術することはできない．広く普及するにしたがい，角膜障害や接着剤・液剤によるかぶれなどが起こる例も増えており，注意が必要である．

8 ヘアケア

皮膚が生きているのに対し，毛は死んでいる．皮膚は傷をつくっても自然にふさがるように，自分で自分を修復する力をもっているが，毛は自分で自分を修復する力をもっていない．いったん傷つくと元には戻らず，いつのまにかそこから折れていく．

つまり，毛は保護をしなければ，美しい姿を保つことはできない．そのためのテクニックをヘアケアという．要点は，前述の皮膚の衛生と同じである．

1 洗髪を十分にする

毛に汚れがついていると，毛がかたくなり，もろさが増してくる．また，頭の地肌が汚れていると，フケが多くなり，毛も抜けやすくなる．

頭の地肌には多くの毛が生えているが，それは雑木林のようなものである．街路の並木の落葉は風が吹くと吹きとばされるが，雑木林の中の落葉はそこに積もる一方で，さらに周りから吹きとばされてきたものも入りこんでくる．本物の雑木林なら，それらはいずれ木の肥料（栄養）になるので好都合といえるが，頭の地肌に積もった汚れは，いずれフケとなり，毛を抜けやすくさせる．

毛とともに頭の地肌をきれいにしておくことは，毛の衛生上，大切なことである．そのためには，頭が汚れるたびにシャンプー剤を使って洗髪することを心がけたい．後述するとおりの手入れさえしていれば，洗髪を繰り返しても毛が損なわれることはない．

また，シャンプー後のリンスあるいはトリートメントも必要である．それは，シャンプーによって皮脂膜が除去された毛の表面を包みこんで毛を保護し，静電気の発生を防ぐためである．

2 毛に乳化した油を与える

毛が毛包の中に生えているのは，開口している脂腺からの油をその周りに付け，毛を丈夫にし，美しく弾力のあるものにしておくためである．つまり，毛には油，特に，皮脂のように乳化した油を付けることが大切といえる．乳化した油は，毛を柔軟にすることもできる．この目的を果たしてくれるものがヘアクリームやヘアオイルである．ここまでの過程を技術的には洗髪といい，髪を洗いっぱなしにしておくだけでは洗髪とはいえない．

3 頭皮をよくマッサージする

ヘアケアで大切なことのひとつに頭皮（頭の地肌）のマッサージがある．洗髪の際には，もちろん自然とマッサージの動作が加わる．洗髪すると，マッサージ動作とお湯の作用で頭皮の血液循環が促され，毛の栄養状態がよくなり，毛乳頭の働きが盛んになって，毛が抜けにくくなる．また，脂腺の働きも盛んになるので，毛に大切な油が十分に与えられる．

以上がスカルプマッサージの基本であるが，これを日常において丁寧に繰り返していくことと，そのための工夫をこらしていくことが，毛を美しく保てるかどうかの分かれ道となる．例えば，毎日のブラッシングも工夫のひとつである．1本1本の毛をほぐし，毛なみをそろえてくれる上に，頭皮をマッサージしてくれる．

しかし，これにも限度がある．十分にお手入れをしていても，男性型脱毛症などの場合は，年齢に応じて毛が抜けていくのを予防することはできない．

4 フケ症

頭のフケは，皮膚からはがれてくる角片が主体で，これに汗，皮脂，さらに頭の地肌に付いた汚れが混じっている．頭には毛が密生しているため，フケは落ちにくいが，洗髪を怠るとフケが目立ってくる．普通は洗髪すれば，フケはすぐに目立たなくなる．しかし，なかにはフケを取り除いても，次々にフケが目立ってくる人がいる．こういった人はフケ症といわれ，医学的には脂漏性皮膚炎（p.164参照）と呼ばれる．

a. 乾性のフケと脂性のフケ

フケ症には，違った2つの型がある．1つは，頭を引っかくと，灰白色のフケがサラサラと落ちてくるもので，**乾性のフケ**である．油分の少ない，乾性の肌の人に多い．

もう1つは，べっとりと湿ったフケで，引っかくと爪に粘りついてくるようなものである．**脂性のフケ**といわれている．脂性の肌，特にニキビや脂漏性湿疹の人にみられるフケはこれである．

この2つの区別は，手当てをする上でも大切であるが，いずれの場合においても，フケが多いと次の2つの害が起こってくる．

1つは，頭皮がかゆくなることである．悪化すると，引っかいているうちに赤味が加わり，ジメジメしてくる．さらに，細菌感染が加わると，頭が臭うようになり，他人に不快感を与える．

もう1つは，脱毛が目立ってくることである．生まれつきフケ症が目立つ人が男性型脱毛症になりやすいのはこのためである．

b. フケ症の手当て

フケの予防のためには，シャンプー剤を用いての正しい洗髪が大切である（p.147 参照）．

フケ症の手当てとして第 1 に必要なことは，シャンプーを用いての正しい洗髪だが，ひどいフケ症には，抗真菌薬含有シャンプー剤やジンクピリチオン配合シャンプー剤のようなフケ用の特殊洗剤を使うとよい．緩和な働きを期待するとき，例えば，頭皮が赤く，かゆみが強いときなどは，低刺激性シャンプー剤が適している．

ヘアートニックと呼ばれるフケ取り化粧品がある．これも毎日フケを取り除き，頭をさっぱりとさせるものである．そのため，フケを取り除く働きをもつレゾルシン，サリチル酸のほか，フケ症の頭では細菌や真菌が繁殖しやすいことから，それを予防するイソプロピルメチルフェノールなどの殺菌剤も含まれている．また，毛に油分を残し，頭の地肌に爽快感を与えるために，ヒマシ油，その他の油とアルコールが使われている．

頭にかゆみがあるときには，ステロイドや抗真菌薬のスプレーやローションも治療に使われる．内服薬としては，抗ヒスタミン薬やビタミン B_2，ビタミン B_6 などがある．

Section
5
美容のための爪の知識

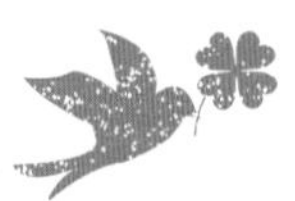

コミュニケーションの場など，人前で手を出す機会は多く，それゆえ，「手のおしゃれ」も広く注目されている．そのポイントのひとつが爪にあることはいうまでもなく，表面に色を付けたり，輪郭をはっきりとさせるために甘皮をはがしたりする．マニキュアやジェルネイルと呼ばれる技術もそのひとつで，足の爪に施すマニキュアには，ペディキュアやフットネイルという呼称もある．

しかし，爪の健康という観点からすると，いろいろな問題も含まれている．

1｜爪の成り立ち

爪は角質が変形し，かたくなった板状のもので，指趾の先端の背面にある．表面は平らではなく，前後左右に軽く弯曲している．ワシの爪が極端に弯曲しているのは，ものをつかんだり，引っかけたりするためだが，人間の爪が極端に弯曲している場合は**爪甲鉤弯症**（そうこうこうわん）（かぎ爪）と呼ばれる．その爪は厚く，かたい上に汚れており，健康な爪ではない．

1 爪の役割

動物の場合，前述のとおり，爪は自分を守るために敵を引っかいたり，食物を取ったり，木に登りやすいように爪が尖っている動物もいる．しかし，人間の場合はこれらの必要がなくなったため，尖ってもいないし，爪そのものも薄い．爪が尖っている必要性は皆無ではないが，退化してきていることは確かである．その証拠に，足の小指の爪がほとんどなくなってきている人をよくみかける．

それでは，人間の爪は単なる飾りであって，おしゃれのために残されているものかというと，そうではない．

指先に爪があるからこそ，私たちは指先に力を入れることができる．爪がないと，力仕事もできないし，足の指のふんばりもきかない．**爪欠損**（あるいは**無爪症**(むそう)）の人の場合，足の爪がなくなっているため，ランニングをしても遅くなったり，ダッシュができなかったりすることが多い．また，野球をしているとき，手指の爪が弱いと割れてしまうことがあるが，こうなると球をうまくおさえられず，ピッチングをしてもスピードが乗らないし，カーブの切れも甘くなる．当然ながら，日常生活においても，指先を使っての細かい作業はしにくい．

その上，爪は指先の皮膚を外傷から守る役目も果たしている．深爪をすると，露出した皮膚が傷つきやすくなるのはこのためである．

2 爪の構造

私たちが爪と呼んでいる部分は，正式には**爪甲**(そうこう)（ネイルプレートまたはネイルボディ）という．

爪甲は指先の皮膚に密着し，その先端は離れている．爪の直下にある皮膚は**爪床**(そうしょう)（ネイルベッド）という．爪甲は角層が変形したもので，爪床には表皮から下の部分が普通の皮膚のように残っている（**図 5-1，5-2**）．爪の根元は皮膚に覆われており，この部分を**爪根**(そうこん)という．その先端は**爪母**(そうぼ)（ネイルマトリックス）といい，新しく爪がつくられているところである．

爪母は，爪の中で最も大切な部分で，表皮マルピギー層と同じ細胞からできており，ケラトヒアリン顆粒によってにごっている．美しい爪をつくるためには，爪母が健康な営みをしていることが重要だが，それは，後述するように(p.157)，健康な営みが損なわれると爪が変形するからである．また，爪母が保存されていれば，爪甲が引きはがされても再生する．

爪甲は単に指（趾）の先端に乗っているのではなく，根元は皮膚に覆われ，その両脇の溝（爪溝(そうこう)）にはめこまれたような形になっている．このひだを側爪郭(そくそうかく)，根元の部分のひだを後爪郭(こうそうかく)と呼ぶ．

爪はかたく，一定の形を保っており，くずれることはない．まっすぐに伸び，

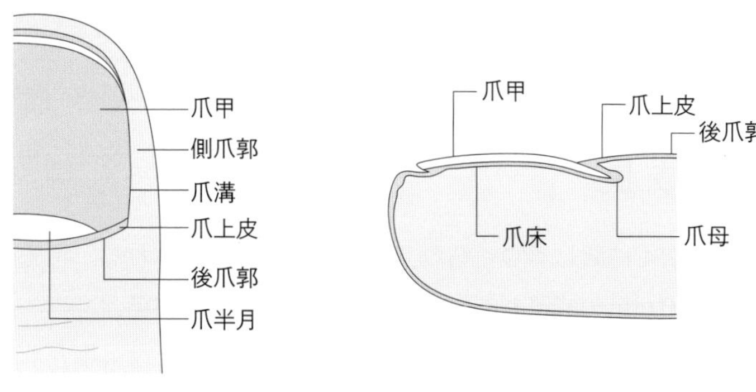

図 5-1　爪

図 5-2　爪の断面

いずれ爪郭を越えても，途中から形を変え，左右にはみ出していくこともない．

しかし，爪を前後に触っていくと，部分によってかたさに差があるのがわかる．根元の乳白色ににごっている部分は，先のほうに比べてやわらかく，先のほうを尖ったものでおさえても痛みを覚えないのに対し，根元では痛みを覚える．根元の乳白色ににごっている部分は，半月状をしているので，**爪半月**（そうはんげつ）と呼ばれる．ここは未完成の状態であるため，根元は皮膚で覆われ，保護されている．皮膚の先端は特に薄くなっており，**爪上皮**（そうじょうひ），俗に「甘皮」と呼ばれる．

爪半月がない爪は，不健康の印とされている．身体が健康であれば，次々と新しく爪がつくられるため，伸びがよく，爪半月の部分も目立ってくるはずだろうという考えからだが，これがすべての指の爪に当てはまるわけではない．

3 爪には丈夫な部分と弱い部分がある

上述のとおり，爪はどこも同じかたさに思えるが，丈夫な部分と弱い部分がある．爪が爪床と密着している部分は強く，美しい桜色で，指先から離れている先の部分はもろく，汚黄色ににごっている．そのため，裂けやすく，折れやすい．特に，長く伸ばしている爪ほどもろさが増し，こういった爪は，ちょっと物に引っかけただけでも裂ける．

したがって，爪先を伸ばしている人は力仕事に向かない．

2｜爪の成長と栄養

1 爪の成長

爪は爪母で次々に新しくつくられ，古いものは押し出される．指先に向かって伸びていくのが爪の成長であり，その点は毛と同じである．

異なっているのは，毛は毛周期により生え変わるが，爪は外傷がない限り伸び続ける点である．また，爪床の上に乗っていながら伸びていくことで，指先にきて初めて爪甲が皮膚から離れていく．そのため，爪甲は皮膚の上を滑るようにして伸びていくものと考えている人がいるが，それは間違いである．爪甲と爪床とは一緒になって指先に向かって移動していく．その証拠に，爪甲とその直下の爪床の部分に印をつけておくと，一定の日数を経たとき，この２つの印は同じように重なる．そして，かたい爪甲はそのまま一直線に伸び，皮膚から離れる．

爪が成長する速度は１日平均 0.1 mm とされるが，高齢者では遅くなる．１ヵ月に３mm ぐらい伸びることになるため，私たちは一定の期間をおいて爪先を切っている．

個人によって爪の伸び方には差があるが，左右による差はほとんどない．ただし，両手で比較すると利き手の指のほうが，５指の中ではよく使う指がより早く伸びる傾向にある．

一方，趾爪の成長速度は１趾爪で１日平均 0.05 mm，最も遅いのは５趾爪で 0.03 mm といわれている．

2 爪は死んでいる

生体の一部として毎日少しずつ伸び，成長している爪を「死んでいる」と表現すると違和感を覚えるかもしれない．しかし，毛と同じように爪は死んでいるものが身体の一部にくっついているだけで，伸びて成長しているといっても，先に向かって根元から押し出されているにすぎない．切っても痛みを感じることなく，その形のままいつまでも残っているところも毛と同じである．

このように，爪が死んでいるものと考えられるのは，爪には自らを丈夫にする力がなく，手入れが悪いと荒れた爪となるからでもある．

つまり，爪を美しく保つことができるかどうかは，手入れの良し悪しで決まる．爪の表面とともに，爪先の裏側にもラノリンやコレステロールを含んだ油性クリームをよく塗るネイルトリートメントが大切である．また，ネイルエナメル（ネイルラッカー）を使った後は，それをネイルエナメルリムーバー（除光液）で取り除き，温湯に浸してよく洗い，十分に水気を拭き取ってから油性クリームをつけて爪に潤いをもたせておくとよい．爪の表面の荒れや爪の傷み，裂けたり折れたりするのを防ぐことができる．

3 爪の栄養

もうひとつ，爪を丈夫にするためには栄養も必要である．しかし，栄養はこれから伸びる爪に働きかけるものであり，すでに伸びている爪に働きかけるものではない．

つまり，栄養に気をつけるようにすると，全体が少しずつ丈夫な爪に変わってくるのである．すでに伸びている爪を丈夫に保つには，前述のとおり，油性クリームを使う以外に方法はない．

栄養は爪を丈夫にすると同時に，爪の成長自体も促す．爪はケラチンからできているため，動物性タンパク質が欠かせない．このほか，ビタミンA，B_2，Dも十分にとるようにつとめる．

よく「爪が弱いから」とカルシウムを摂る人がいる．カルシウムも多少は必要ではあるが，まずは上記の栄養を積極的に摂ることを心がけたい．また，コラーゲンからなるゼラチンも爪を強くするのに役立つ．すなわち，ゼリーは爪の美容食といえる．

3 爪の病気

1 爪の色の変化

健康な爪は透明で，爪床部の血流を反映してサクラ貝のような色をしている．光に当てると，ある程度の輝きがあり，そうではない爪は表面が荒れているサインである．ほかにも，爪にはさまざまな原因によってさまざまな色の変化が起きる．

a. 白色ないし白濁

丸く白い斑点ができることがあり，**点状爪甲白斑**と呼ばれる．爪の中に空気が入るために起こるもので，健康状態によるものではなく，身体に悪いところがあるわけではない．円形のほか，横走する線状の白斑が生じることもあり，**線状爪甲白斑**と呼ばれる．外傷の結果，生じることが多い．また，爪甲が剥離すると，剥離した爪甲部分が白くみえる．

爪甲が白濁することも多く，これらは爪白癬や爪乾癬などの爪母における角化異常や爪甲内に異物があるときに生じる．

b. 黒色ないし褐色爪

爪の根元から先端まで，線状または帯状の黒い条が一直線に走ることがある．爪母に色素性母斑や悪性黒色腫がある場合に，爪母におけるメラニン色素の産生が増加することによって生じる．また，きつい靴をはいたり，指趾末節部の外傷によって爪甲下に血腫や出血ができたりすると，爪甲全体あるいは一部が黒色ないし褐色になる．

c. 黄色爪

爪甲が分厚くなると，黄色調を帯びてくる．爪白癬や肥厚爪，爪甲鉤彎症などでみられる．また，**咬爪症**では爪先の爪が鋸歯状に削られ，汚れた黄白色を呈してくる．まれだが，**イエローネイル症候群**（リンパ浮腫と肺病変に成長速度の遅い黄色爪を伴う疾患）といって，手足のすべての爪が黄色くなることがある．

d. 緑色爪（グリーンネイル）

緑膿菌という細菌が産生する成分によって，爪甲が黒味調の緑色に着色するものを緑色爪（グリーンネイル）といい，爪甲剥離を伴っていることが多い．

2 爪の形の変化

正常な爪は，前後左右にゆるやかに弯曲し，ほぼ矩形をしてその表面は滑らかだが，さまざまな要因によって，爪の形はさまざまに変形する．代表的なものを以下に記載する．

a. スプーンネイル（匙状爪（さじじょうづめ））

表面がスプーン状に凹み，水をためられるような状態になることがある．これは**匙状爪**あるいはスプーンネイル（spoon nail）といわれ，鉄欠乏性貧血のときなどにみられる．

b. バチ状爪（ヒポクラテス爪，時計皿爪）

慢性の心肺疾患に伴って生じるバチ状指にみられ，指趾末節部の容積の増大に伴って爪甲の面積も大きくなり，爪甲が指先を包むように丸みを帯びてくる．ヒポクラテス爪や時計皿爪とも呼ばれる．「バチ」とは，「太鼓ばち」をさす．

c. 横溝形成（洗濯板状爪，ボー線条）

後爪郭部の外傷や炎症などにより，爪甲に波状の凹みや隆起を生じるもので，洗濯板状爪や波板状爪などと呼ばれる．後爪郭部を，ほかの指などで慢性的に後ろに押すことによって生じるケースが多い．１本の横筋がすべての指の爪に現れるのはボー線条といって，全身的な影響によるものである．

d. 爪甲点状凹窩

爪甲表面に点状の凹みができるもの．この成り立ちは横溝形成と同様で，後爪郭部の炎症などによって生じる．点状の凹みでも，その周囲に鱗屑が付いている場合，尋常性乾癬であるケースが多い．

e. 爪甲剥離

爪甲が先端のほうで爪床部から浮き上がり，白くみえる状態をいう．炊事・洗濯などを頻繁に行う人の指爪に多い．湯水や洗剤などによる指先の乾燥やカブレ，カビの一種であるカンジダ感染が原因となることが多い．爪白癬では，爪甲肥厚に爪甲剥離を伴うことが多い．

また，爪甲の表面が先端のほうで薄くはがれる状態を**爪甲層状分裂症**（俗に二枚爪）という．原因は，爪の水分含量の低下と爪先に作用する外力と考えられている．

f. 爪甲の肥厚（肥厚爪）

爪甲の発育方向が先端ではなく上方に向くと，爪甲が厚くなる．厚くなる原因は，爪甲の先端への伸びが妨げられる場合と，爪甲下角質増殖による場合とがある．

爪甲下出血などによって爪甲が脱落したり，極度の深爪をしたりすると，爪甲が肥厚する．末節骨を覆う爪甲がなくなるため，末節骨先端が上方に移動して爪甲の先端への伸びが妨げられ，爪甲の発育方向が上方に向くようになるために爪甲が厚くなる．一方，爪甲下角質増殖によるものは，爪白癬の場合が多い．爪白癬が進行すると爪甲下角質増殖を伴うため，爪甲は上方を向いて発育し，爪甲が厚くなる．

g. 爪の縦線（爪甲縦条）

爪の表面にたくさんの細かい縦ジワが寄ってくるものを**爪甲縦条**と呼び，生理的なものである．20 歳代ではほとんどないが，加齢とともに目立つようになり，50 歳代ぐらいから増加する．病気のサインではないので，心配することはない．

h. 陥入爪（爪刺し），巻き爪

陥入爪は，爪甲の側縁先端がその周囲の皮膚組織に食い込んで，炎症を起こして腫れ，赤くなって痛みを伴う．食い込んだ部分を中心に，出血しやすい肉芽を伴うこともある．不適切な爪切りによって生じることが多い．

また，原因は別だが，陥入爪と巻き爪が合併するケースもある．巻き爪は，つま先の窮屈な靴を履き，爪甲が両側あるいは片側から圧迫されるために生じる．爪甲を前方からみると筒状のようになり，爪の下の皮膚に爪甲の端が食い込み，歩行時に痛みを伴う．このような状態が長く続くと，爪甲はしだいに厚く，かたくなる．

3 爪郭部の変化

a. 爪郭炎

後爪郭あるいは側爪郭に発赤，腫脹を生じるもので，細菌感染やカンジダ感染などが原因である．細菌感染によるものを**細菌性急性爪郭炎**（化膿性爪囲炎）と呼び，不適切な爪切りや「ささくれ」の処理のあとで急性に生じることが多く，痛みを伴う．

カンジダ感染によるものは，**カンジダ性慢性爪郭炎**と呼ばれ，爪甲の表面と後爪郭部の間の隙間からカビの一種であるカンジダが感染して生じる．後爪郭部の炎症が慢性に経過するため，爪の表面に凸凹を生じるようになる．炊事・洗濯や飲食店勤務など，水仕事の多い人に生じる．細菌感染を併発していなければ，痛みを伴うことは少ない．

b. ささくれ（さかむけ）

爪郭部の表皮角層に亀裂を生じ，先端が遊離して基部は広く三角状になる．ふれると疼痛を伴うことがあり，無理やり取り除くと細菌感染を起こし，細菌性急性爪郭炎を引き起こすので注意が必要である．

Section

6 皮膚疾患と美容

皮膚の衛生に気を配り，手入れを心がけても，さまざまな要因で皮膚に疾患が生じる場合がある．頭髪や爪の疾患についてはすでに述べたので，ここでは美容に関わりの深い疾患として，敏感肌，脂漏（しろう）性皮膚炎，接触皮膚炎，アトピー性皮膚炎，ニキビ（痤瘡（ざそう）），加齢に伴う皮膚疾患，皮膚感染症について述べる．

1 | 敏感肌

「季節の変わり目になると，肌がカサついてかゆくなる」，「慣れない化粧品を使ったら，肌が赤くなってかゆい」，「大人になってもニキビが治らない」，「ほんのちょっと日に当たっただけで，赤い発疹が出た」など，皮膚科の日常診療の現場でよく診るトラブルをもつ肌質を，いつからか**敏感肌**と呼ぶようになった．ドラッグストアやコスメショップには，「敏感肌対応」をうたった化粧品が数多く並んでおり，今やわが国の７割を超える女性が自分を敏感肌だと思っているといわれている．

一般の人だけでなく，皮膚科医も安易に敏感肌という言葉を使っているのが現状だが，皮膚科の教科書にはそのような項目はない．敏感肌は学術用語ではなく，その定義もなく，捉え方は皮膚科医によって異なる．ここでは皮膚科の臨床経験から定義・分類した「敏感肌」について述べる（漆畑修：敏感肌の診療．メディカルレビュー社，2016 参照）．

1 敏感肌と敏感肌体質とは

敏感肌とは，さまざまな外的刺激に対して反応しやすい顔の皮膚の状態をさし，敏感肌体質といえる何らかの素因をもった者のみに生じる．敏感肌と呼ばれる肌の状態は多様であり，その原因や重症度もそれぞれ異なり，複数の状態が合併することもある．

また，体調や季節的誘因によって一時的に敏感肌の状態が生じたものを不安定肌ともいう．

2 敏感肌の分類

ここでは，敏感肌を 6 つのタイプに分類して考える．すなわち，① 肌荒れ（顔の乾燥肌），② 肌荒れ過敏肌，③ 大人ニキビ，④ カブレ，⑤ 光カブレ，⑥ 超敏感肌である．

これらを皮膚疾患に当てはめると，①「肌荒れ」は脂漏性皮膚炎や接触皮膚炎，アトピー性皮膚炎などの初期症状，②「肌荒れ過敏肌」は脂漏性皮膚炎，③「大人ニキビ」は成人痤瘡，④「カブレ」は接触皮膚炎，⑤「光カブレ」は光線過敏症，⑥「超敏感肌」はアトピー性皮膚炎となる．

3 肌荒れ（顔の乾燥肌）

「肌荒れ」は，さまざまな理由で角層のバリア機能が低下し，単に肌（顔の皮膚）が乾燥することで，ドライスキンの状態ともいえる．

肌荒れ（ドライスキン）を起こすと，外来性の刺激物質（化粧品，ほこり，花粉，PM2.5 など）が侵入して炎症を起こし，それぞれ脂漏性皮膚炎，接触皮膚炎，アトピー性皮膚炎に移行する．

肌荒れの引き金であるバリア機能が低下する誘因としては，皮膚の炎症，気温の低下，皮膚の乾燥，顔の洗いすぎ・こすりすぎ，寝不足，過労，ストレス，循環不全，喫煙，栄養不足，加齢などがあげられる．

4 肌荒れスパイラル

脂漏性皮膚炎や接触皮膚炎，アトピー性皮膚炎の初期症状である「肌荒れ」

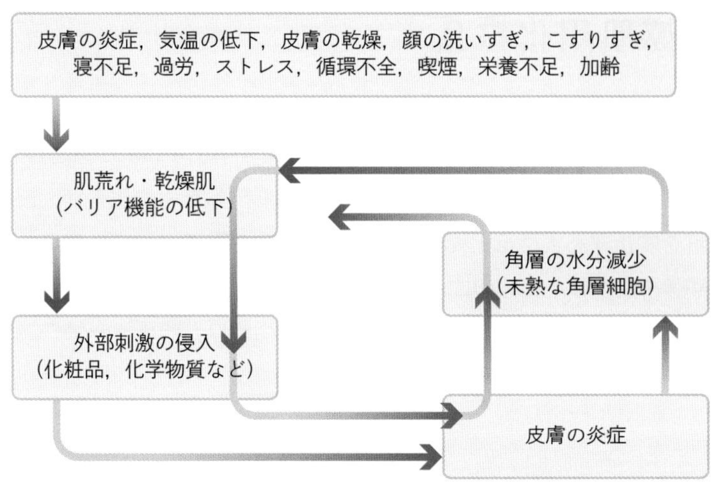

図 6-1　肌荒れスパイラル――悪循環によって肌荒れが悪化し，長びく

（漆畑修：敏感肌の診療．p.21，メディカルレビュー社，2016 より転載）

に対して正しいスキンケアができず，肌への刺激が続くと「肌荒れスパイラル」によって肌荒れの状態が持続する．そして，さらに刺激が強くなるとくすぶっていた皮膚の炎症が強くなり，それぞれ脂漏性皮膚炎や接触皮膚炎，アトピー性皮膚炎へと移行する（**図 6-1**）．

5　肌荒れケアと敏感肌

肌荒れのケアでは，「肌荒れスパイラル」を断ち切ることが大切である．そのためには，皮膚バリアを整え，外部刺激の侵入を防ぐことが基本である．最も大切でシンプルなケアは十分な「保湿」であり，外部刺激のうち最も多いと思われる化粧品の見直しである．もちろん，誘因となるライフスタイルの改善も重要であるが，現代人にとってそれは簡単なことではない．

保湿ケアは，脂漏性皮膚炎や接触皮膚炎，アトピー性皮膚炎などの敏感肌のメンテナンスにも大いに役立つ．

次頁のコラムで敏感肌（肌荒れ）の正しいスキンケアの方法をあげたので，参考にしていただきたい．

6 敏感肌用化粧品

これまで，皮膚科医の多くは化粧品が皮膚疾患の増悪因子となるという理由から，症状が改善するまですべての化粧品の使用を中止するよう指導してきた．しかし，一連の化粧作業をやめることに大きな抵抗感をもつ患者が大部分であり，化粧を中止する人はほとんどいなかった．敏感肌であっても安心してスキンケアやメイクをしたい人のニーズに対応して，低刺激性の化粧品が開発され，医薬部外品を含め敏感肌用化粧品として数多くの製品が販売されている．

2 脂漏性皮膚炎

敏感肌の代表的な疾患である脂漏性皮膚炎は「肌荒れ過敏肌」とも呼ばれ，一般の皮膚科クリニックでは最もありふれた疾患である．皮脂が出やすい先天的な体質（脂漏性体質）をもつ人にみられる皮膚炎で，日本人の 40％程度が脂漏性皮膚炎を生じる体質をもっているといわれる．睡眠不足や過労，ストレスなどによって体のリズムが乱れたときや季節の変わり目などに，顔面や頭皮

敏感肌（肌荒れ）のスキンケア

- クレンジング剤は刺激の少ないものを使う．
- コットンなどで肌をこすらない．
- 洗顔には熱いお湯ではなく，ぬるめのお湯を使う．
- 刺激の少ない洗顔料をよく泡立て，やさしく洗う．
- すすぐときも皮膚をこすらない．
- タオルでこすらず，押さえるようにして水分を拭き取る．
- 保湿剤をたっぷり塗る．
- 指示されたとおりに薬を塗る（肌荒れの症状が強いとき）．
- 刺激の少ない日焼け止めを塗る（天候や状況により判断）．

を中心に湿疹ができる．そのほか，背中や胸の正中部，わきの下，臍などの皮脂が出やすい場所（脂漏部位）にも生じる．

1 脂漏性皮膚炎の症状

顔面のＴゾーン（額から鼻，あごの部分）や小鼻の脇，耳（外耳道や耳介周囲），頭皮に鱗屑（りんせつ）（カサカサ）を伴った紅斑局面が生じる．症状が強いときは皮脂を伴い赤みが強くなり，かくことによって浸出液や痂皮（かひ）（カサブタ）を伴う．また，脂漏性体質の人は大人のニキビ（成人痤瘡）を併発しやすい．

脂漏性皮膚炎は，その名称から脂ぎった皮膚のことをさすと思われがちだが，脂漏性皮膚炎の初期症状は肌荒れであり，炎症が進めば鱗屑を伴い，カサカサの乾燥肌にもなる．

2 脂漏性皮膚炎の発症機序

脂漏部位の毛包に定着する常在真菌（マラセチア）が発症に深く関与しているが，感染症ではない．**マラセチア**が一定以上増殖すると，表皮に炎症が起こる．マラセチアに加え，過剰な皮脂代謝産物が皮膚を刺激して軽い皮膚炎を生じると，皮膚のバリア機能が低下して肌荒れを起こす．壊れたバリアから外来性の刺激物（化粧品，ほこり，花粉，PM2.5 など）が皮膚に入りこみ，炎症も起こり皮膚炎が進行する．

皮膚炎になると，さらにバリアが壊れるため，「肌荒れスパイラル」（p.162 参照）に陥り，症状がより悪化する．増悪因子として，間違ったスキンケアや睡眠不足，過労，暴飲暴食などがあげられる．

3 脂漏性皮膚炎の発症予防

脂漏性皮膚炎は，先天的な体質（脂漏性体質）をもつ人に起こる皮膚炎のため，完治は難しい．また肌荒れスパイラルによって症状が悪化するため，薬で症状を完全におさえこむのではなく，悪化・再発しないよう，肌のメンテナンスとしてスキンケアやライフスタイルの見直しをすることが大切になる．皮膚炎という早期シグナルが体調悪化の危険を知らせてくれる恵まれた体質だと捉えて，気長に付き合うことをすすめたい．

4 脂漏性皮膚炎の治療

脂漏性皮膚炎の薬物療法は，症状の重症度に合わせ外用薬（保湿剤，抗真菌薬，ステロイド薬など）を主体として，内服薬（ビタミン B_2，ビタミン B_6，抗ヒスタミン薬など）も組み合わせて行う．頭皮の皮脂を伴った厚い痂皮には，たっぷりのオリーブ油を患部に付け，お湯で絞ったタオルで 15～20 分蒸らしてから洗髪するとよい．

薬物療法のほか，前述したようにスキンケアとライフスタイルの見直しが必要である．睡眠不足や過労，ストレスなどで身体のリズムが乱れたときに発症・悪化するため，薬に頼らず，「体調管理」が治療の基本であることを理解したい．また，本人はきちんとスキンケアをしていると思い込んでいるケースも多いので，正しいスキンケア（p.164 参照）を再確認することも大切である．

3 接触皮膚炎

人間の皮膚には強いバリア機能が備わっており，外からの刺激に対して強い抵抗力をもっている．しかし，その抵抗力にも限界がある．刺激が限界を超えると，皮膚はそれを防御できなくなり，いろいろな変化が現れてくる．

このうち，接触したものが引き起こす皮膚の湿疹性の炎症反応（皮膚炎）を接触皮膚炎 contact dermatitis と呼び，一般には「カブレ」と呼ばれている．接触皮膚炎は皮膚科外来患者の 3 割ほどを占めるポピュラーな皮膚疾患で，皮膚に接触するすべてのものが原因となりうるが，化粧品や外用薬などの頻度が高い．

なお，接触皮膚炎（カブレ）は，刺激性接触皮膚炎とアレルギー性接触皮膚炎の 2 つに大きく分けられる．

1 刺激性接触皮膚炎の原因――接触毒

刺激性接触皮膚炎の原因となるものを**接触毒**という．接触毒はそれ自体が皮膚に害のあるもので，その濃度が高いか，作用時間が長いと，誰にでもカブレが起こる．塩酸，硫酸，苛性カリのような刺激性薬品はこれに含まれ，美容関連ではコールドパーマの第１液によるカブレがこれに相当する．

一方，接触毒の濃度が低くても，皮膚のバリア機能が破綻していればカブレが起こる．シャンプーやリンス，クリーム，液体洗剤などに入っている界面活性剤がこれに相当する．界面活性剤はアレルギー性接触皮膚炎の原因にもなるので，注意が必要である．

2 アレルギー性接触皮膚炎の原因――感作物質（アレルゲン）

一定のものに触れているうちに，それに対するアレルギーのスイッチが身体にできあがり，敏感になってカブレてくるものをアレルギー性のカブレ（アレルギー性接触皮膚炎）という．スイッチができることを**感作**，その原因物質を**感作物質（アレルゲン）**と呼ぶ．接触毒の場合は誰にでも起こり得るが，アレルギー性のカブレは感作されたごく一部の人にしか起こらない．しかし，起こる人は，極めて少量のものでもカブレる．「カブレやすい体質」とは，このアレルギー体質のことをさす．白髪染めに用いられるパラフェニレンジアミンによるカブレが，これに相当する．化粧品，特にクリームによるカブレもアレルギー性のものが多い．

3 アレルギー性接触皮膚炎の特徴

アレルギー性のカブレ（アレルギー性接触皮膚炎）は，症状が現れるまでに一定期間を要することが特徴である．アレルギーのスイッチが身体にできあがる期間（感作期間）は 2～3 週間あるいは 2～3ヵ月のことが多く，それまで使っていて何の刺激もなかった化粧品が，あるとき急にカブレるようになるため，その化粧品が原因ではないと思いがちである．

また，アレルギー性のカブレは，極めて少量のアレルゲンで起こることも特徴である．そのため，アレルゲンに気づかないこともしばしばある． そして，アレルギー性のカブレは，繰り返すたびにひどくなる場合が多い．

いったんアレルギーのスイッチが身体にできあがると，それが消えるまでには長い年月がかかり，アレルギー性接触皮膚炎を根治することは難しい．

4 接触皮膚炎の症状と経過

カブレ（接触皮膚炎）は，皮膚に触れたものが皮膚を刺激して起こり，接触毒によるものとアレルギー性のものがある．しかし，どちらも皮膚の変化は炎症によって起こるもので，大きな違いがあるわけではない．

カブレは，皮膚炎（湿疹）の典型的な症状と経過を示す疾患である．コラムに皮膚炎（湿疹）の症状と経過を載せたので，参考にしていただきたい．

5 金属アレルギー

アクセサリーや時計，金属バックルを付けることによって，赤くカブレる人がいる．これは，汗で溶け出してイオン化した金属が体内に入り，感作したために起こるアレルギー性接触皮膚炎である．一般には**金属アレルギー**といわれている．

金属アレルギーを起こしやすい金属として，クロム，ニッケル，コバルトなどが知られている．特にニッケルは溶け出しやすく，装身具のメッキの下地に使用されるため，メッキがはげるとカブレにつながる． 金（ゴールド）は溶けにくいため，安全とされてきたが，幼児から金製ピアスを付ける風習のない日本では，思春期にピアスをして金アレルギーになるケースが増えている．ピアスは耳たぶに穴を開け，生傷がある状態で金属性のピアスを刺すため，穴が完成（上皮化）しないうちはイオン化した金が直接体内に入りやすく，その結果，感作を起こしてアレルギー症状が生じる．

ピアスアレルギーを防ぐには，ファーストピアスはチタン製でポストが長めのものを使い，ピアス孔が完全に上皮化するまで数ヵ月間装着することが望ましい.

金属アレルギーになったら，金属類を身に付けないことが最もよい解決策だが，カブレない材質（チタン，プラスチック）のものに替える，あるいはコーティング剤を施すという方法もある.

6 接触皮膚炎の検査

a. パッチテスト

パッチテスト（PT）とは，カブレの原因と推定される物質を患者の皮膚に貼付，あるいは塗布して皮膚炎の再現を見るテストである．パッチテストユニット（PT ユニット）を使用するものと使用しないものの 2 種類がある．PT

皮膚炎（湿疹）の症状と経過

・皮膚が赤くなる（紅斑）

皮膚が外から刺激され炎症が起こると，まず皮膚の表面の血管（毛細血管）が拡張し，皮膚が赤くなってくる.

・かゆみと腫れ，丘疹(きゅうしん)，水疱が加わる

炎症により皮膚にヒスタミンが放出されると，かゆみが生じる．また，ヒスタミンは血液中の液体成分（血漿）を血管壁からにじみ出しやすくするため，皮膚が腫れてくる．すなわち，皮膚はかゆみを伴い，赤くなる．さらに，カブレの程度（炎症の程度）が強いと，丘疹（ブツブツ）や点状の水疱，あるいは大きな水疱を伴う．アレルギー性の場合は小さな水疱，接触毒の場合は大きな水疱を伴うことが多い.

・皮膚表面がジメジメする（湿潤(しつじゅん)）

かゆみのため，ひっかいたり水疱が破れたりすると，皮膚から浸出液が出てきて皮膚の表面がジメジメしてくる．このとき，皮膚は赤く腫れ，ほてりとかゆみが混じってくる．皮膚炎が「湿疹」とも呼ばれるのは，このような症状によるものである.

ユニットを使用する方法には**クローズドパッチテスト**（閉鎖 PT），PT ユニットを使わないものには**オープンテスト**と，**反復オープン塗布試験**（ROAT）がある．また，**皮膚刺激試験**は，メーカーが行う化粧品や外用薬の皮膚安全性評価試験であり，閉鎖 PT を用いて判定する．いずれの方法も高度な知識と技術を要するため，必ず皮膚科専門医に依頼することが大切である．

b. クローズドパッチテスト（閉鎖 PT）

いわゆるパッチテストとは，このクローズドパッチテスト（閉鎖 PT）をさす．原則的にはアレルギー性接触皮膚炎のアレルゲンを特定するテストだが，パッチテストの結果から刺激性とアレルギー性を見極めていくことができる．方法は，試料を付けた試験紙付きのフィルム（PT ユニット）を正常な皮膚に貼り，48 時間後と 72 時間後，7 日後に判定する．アレルギー反応は PT ユニット除去後も長く持続するが，刺激反応は PT ユニット除去後，時間とともに弱まっていく．

c. オープンテスト

刺激の強い物質（染毛剤，パーマ液，脱毛クリーム，揮発性製品）の検査法である．健康な皮膚に 50 円硬貨大の試料を直接塗布し，20～30 分後，48 時間後，72 時間後に判定する．

d. 反復オープン塗布試験（ROAT）

ROAT（repeated open application test）は，患者が自分自身で反応を確認する簡便な検査法である．肘の内側に 1 日 2 回反応が出るまで，反応が出なくても 7 日間は連続塗布する．使用可能な化粧品や外用薬などのスクリーニングテストとして用いられている．簡便ではあるが，熟練してもクローズドパッチテストの 80%の精度で，一度に 2 検体しか検査できない．

e. 皮膚刺激試験

メーカーが行う化粧品や外用薬の皮膚安全性評価試験で，クローズドパッチテストを用いて判定する．原則 40 名以上の健康な成人を対象に行い，化粧品は 24 時間後と 72 時間後，外用薬は 48 時間後と 72 時間後に，わが国の基準により判定する．その結果から決められた計算式で皮膚刺激指数を求め，皮膚安全性を評価する．

7 接触皮膚炎の治療

接触皮膚炎の治療で最も大切なことは，原因である接触源を断ち切ることと，皮膚のバリアが壊れる原因（こすること，ひっかくこと，汗などで濡れること，炎症があること）をなくすことの 2 点である．接触源がみつかれば症状は軽快するが，みつからないことも多い．

刺激性接触皮膚炎では接触源がみつからなくても，皮膚のバリアが壊れる原因がクリアされれば軽快する．しかし，アレルギー性の接触皮膚炎では，極微量なアレルゲンでも炎症を起こすため，接触源をみつけて断たないと軽快しない．また，軽快しても肌荒れスパイラルにより症状が悪化するため，肌のメンテナンスとしての正しいスキンケア（p.164 参照）を行うことも大切である．

薬物療法は，症状の重症度に合わせて外用薬（保湿剤，ステロイド薬など）と内服薬（抗ヒスタミン薬，ステロイド薬など）を組み合わせて行う．

花粉皮膚炎

花粉の飛散により，鼻水や目のかゆみだけでなく，肌荒れや皮膚のかゆみなどの症状が引き起こされるものを「花粉皮膚炎」と呼ぶようになった．圧倒的に多いのは，春先に起こるスギ脂肪性皮膚炎である．特に，皮膚の薄い目の周囲などに症状が出やすく，脂漏性皮膚炎やアトピー性皮膚炎などの人に起こりやすい．スギ花粉に対するアレルギーがなくても，花粉による刺激で炎症が起こると，皮膚のバリア機能がこわれる．悪化させないうちに皮膚科を受診して薬物治療をするとともに，スキンケアとマスクの着用などで花粉の付着を防ぐことが望ましい．

4 アトピー性皮膚炎

アトピー性皮膚炎は子どもの皮膚炎として昔から知られており，多くは思春期を過ぎると症状が軽快し，治癒に向かうのが一般的であった．ところが，1985 年頃から思春期を過ぎても治癒せずに重症化したり，成人期や中高年期になってから初めて発症したりといった，いわゆる成人型アトピー性皮膚炎が急増し，広く知られるようになった．

1 アトピー性皮膚炎とは

アトピー性皮膚炎とは，アトピー素因をもつものに生じる，かゆみの強い慢性・反復性に経過する皮膚炎である．

アトピー素因は「アトピー肌」と「アレルギー体質」の 2 つに分けられる．

アトピー肌とは，皮膚のバリア障害によるドライスキンと，被刺激性亢進の皮膚（刺激に対して非常に強いかゆみを生じる皮膚）のことである．

アレルギー体質とは，アレルギーに感作しやすく，喘息や蕁麻疹の合併・既往が多い体質である．

2 症状と合併症

アトピー性皮膚炎は，敏感肌の分類からすると「超敏感肌」に分類され，顔面だけではなく全身に症状が出る．皮疹はかゆみを伴う湿疹病変で，かくことによりびらん，痂皮，苔癬化，色素沈着が生じる．症状が軽ければドライスキンのみの場合もある．皮疹は左右対称性にほぼ全身に生じるが，成人になると顔，首，肘，手首に限局する傾向がある．また，「手湿疹」もできやすく，水仕事の多い人では，洗剤やゴム手袋などの刺激性物質によって浮腫性紅斑や亀裂を伴い，重症・難治性になりやすい．

注意すべき合併症として，眼合併症（白内障，網膜剥離）やカポジ水痘様発疹症（単純ヘルペスの合併）がある．

3 誘因・増悪因子

皮膚のバリア障害をもつことから，壊れたバリアから多くの刺激成分が皮膚に入り，皮膚炎をつくる．そのため，皮膚に刺激を加えるすべての環境成分が誘因となり，増悪因子となりうる．特にアレルギー体質があることから，多くの刺激物質に対する感作が成立すると，微量な刺激（アレルゲン）でも強い皮膚炎を引き起こす．さらに，蕁麻疹も起こしやすい体質であるため，そのかゆみでかくことにより皮膚炎を引き起こす．難治性の場合は，血液検査でアレルゲンのチェックをするとよい．

4 アトピー性皮膚炎の治療

アトピー性皮膚炎は，慢性に増悪・寛解を反復性に繰り返すことから，完治を目指さず，まずは普通の生活ができることを治療の目標にするとよい．

治療においてまず考えなくてはならないことは，皮膚のバリアが壊れる原因（こすること，ひっかくこと，汗などで濡れること，炎症があること）をなくすことである．

アトピー性皮膚炎の治療は，① 薬物療法，② スキンケア，③ 生活指導の 3 つの柱からなる．それぞれについて次に述べる．

5 薬物療法

薬物療法の対象は，① バリア機能障害，② 皮膚の炎症，③ 皮膚のかゆみの 3 つである．

「**バリア機能障害**」では保湿剤を用いる．保湿剤にはワセリン製剤，ヘパリン製剤，尿素製剤などがあるが（**p.112** 参照），アトピー性皮膚炎に対しては，被覆としてワセリン製剤，保湿としてヘパリン製剤が用いられる．尿素製剤はバリアを壊すため，バリア障害のあるアトピー性皮膚炎の治療には推奨されない．

「**皮膚の炎症**」に対しては，ステロイド薬の外用・内服，免疫抑制薬などの外用・内服を，症状の部位や重症度などを勘案して用いる．最近では，免疫抑制薬の注射が使われるようになり，高価だが，非常に高い治療効果が認められている．

「皮膚のかゆみ」に対しては，抗ヒスタミン薬（抗アレルギー薬）の内服が用いられるが，難治性の場合には三環系抗うつ薬を用いることもある．

最近では，再燃をよく繰り返す皮疹に対して，**プロアクティブ療法**が推奨されている．

6 スキンケアと生活指導

アトピー性皮膚炎は慢性に増悪・寛解を反復性に繰り返すことから，肌のメンテナンスとしてのスキンケアと生活指導は大切な治療の柱である．必要なスキンケアと生活指導を以下にまとめた．

① 清潔のケア：正しい洗顔，入浴の励行（汗をかくことはよいが，残ると刺激になりうる）．

② 乾燥の予防：保湿剤を用いて十分な保湿を習慣化する．

プロアクティブ療法

プロアクティブ（proactive）療法は，アトピー性皮膚炎など再燃を繰り返す炎症性皮疹に対して，ステロイド外用薬やタクロリムス軟膏，デルゴシチニブ軟膏などの外用頻度を減らしながら，十分な寛解導入と維持療法を続ける治療法である．この根拠は，症状がなくてもサブクリニカルな炎症（火種）がまだ残っているという研究結果によるものである．

完全に炎症性皮疹が消えてからも，週に 2～3 回は継続して外用し，寛解状態を維持する．アトピー性皮膚炎における維持療法の目安としては，軽症は不要，中等症は半年，重症は 2 年間としている．維持療法中のステロイドのランクは徐々に下げ，保湿剤も並行して長期間の外用を持続する．プロアクティブ療法の利点は，結果的にはステロイドの総外用量が減少し，副作用も減少することである．

③ 刺激の回避：化粧品，衣服，装身具，洗剤，ハウスダスト，花粉など.
④ 生活リズム：規則正しく，ゆとりある生活を心がける.
⑤ 環境の整備：可能な範囲で環境アレルゲンを排除する.

5 ニキビ（痤瘡）

敏感肌のひとつで，顔に赤く目立ってできるニキビ（痤瘡）は，かなり古い時代からわれわれを悩ませてきた皮膚疾患である．平安時代には「丹黍（にきみ)」と呼ばれていたとの記録も残っている．赤い（丹）穀物の黍（きび）のように小粒な吹き出物のことで，1603 年に出版されたポルトガルの日本語辞典「日葡辞書」にも「Niquibi」の記述がある.

ニキビは青春のシンボルといわれ，以前は**思春期ニキビ**の患者が皮膚科外来の大半を占めていたが，現在では 20 歳前後から生じる**大人ニキビ（成人痤瘡）**の患者が大半である．その理由は思春期ニキビの関心が高まり，スキンケアグッズが多数市販され，治療を必要とする思春期ニキビが減ったこと，現代社会特有の不規則で不自然な生活リズムや疲労の蓄積，さまざまなストレスなどにより，大人ニキビが急増したことなどが考えられる．ここでは，ニキビの成り立ち，思春期ニキビと大人ニキビの違い，その治療とスキンケア，生活指導について述べる.

1 ニキビは脂腺性毛包にできる

ニキビは**脂腺性毛包**にできるもので，終毛性毛包や軟毛性毛包にできる毛囊（もうのう）炎や癤（せつ：おでき）とは異なる．脂腺性毛包は顔面，頸部，前胸部，上背部に存在する．毛が生毛のように未発達で細くて短く，毛包上皮も薄いが，脂腺は大きく多いのが特徴である（**図 6-2**)．このような毛包であるために皮脂が詰まりやすく，毛包内のアクネ菌や表皮ブドウ球菌が増殖し，炎症が起こると，毛包上皮が薄いため炎症が周囲に拡大しやすい.

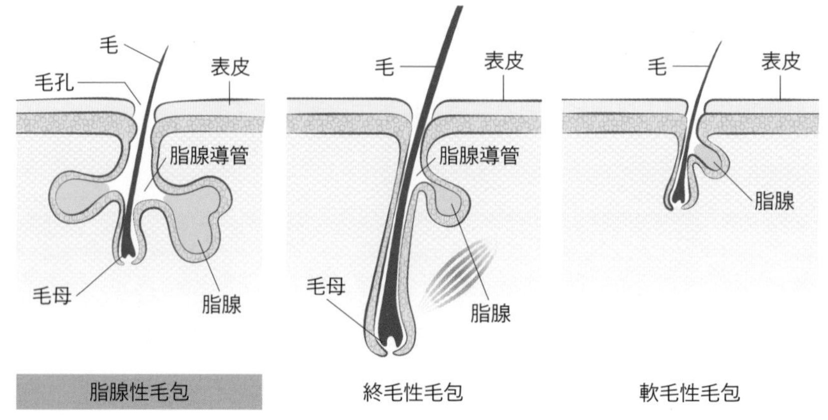

図 6-2　毛包脂腺系の種類
（漆畑修：敏感肌の診療．p.40，メディカルレビュー社，2016 より一部転載）

2 思春期ニキビと大人ニキビはできる理由が異なる

思春期ニキビは，毛包が未熟な子どもから大人への成熟過程で，皮膚と内分泌の成熟にズレが生じたときに皮脂が詰まって生じる．皮膚の成熟が完了すれば治る．

大人ニキビは 20 歳前後から，脂漏性素因をもつ人に生じる．不規則な生活などが誘因となり，副腎由来のホルモン（ジヒドロテストステロン）の増加による毛漏斗部の角化亢進（毛穴の詰まり）と皮脂腺の機能亢進が関与する．その結果，毛包に皮脂が貯留してニキビができる．すなわち，体調が悪いときにできるニキビは健康のバロメーターともいえよう．

3 ニキビの経過と分類

ニキビは，毛穴の詰まり⇒毛包の皮脂貯留⇒炎症⇒毛包壁破壊⇒瘢痕という経過をたどる．一般にニキビはその経過により，① 白ニキビ，② 黒ニキビ，③ 赤ニキビ，④ 黄ニキビ，⑤ ニキビ痕（あと）に分類される．初期段階の皮脂貯留期では白ニキビ（毛穴が閉じた小さな白い点）と黒ニキビ（白ニキビの毛穴が開いて皮脂が黒く見える）がみられ，炎症期になると赤ニキビ（赤い丘疹）になり，さらに炎症が強くなると，黄ニキビ（赤ニキビの頂点に黄色い膿をもつ）になる．毛包壁が破壊され炎症が周囲に及ぶと，症状はますます強くなり，最終的にはニキビ痕（瘢痕やケロイド）となる．

4 発症機序からみたニキビ治療

ニキビ治療のゴールは，① 今あるニキビを早く治す，② ニキビ痕を残さない，③ 新しいニキビができないようにすることである．

ニキビ治療の基本は，① 薬物療法を中心とした治療，② スキンケア，③ 生活指導の 3 つの柱からなる．まず，薬物療法を中心とした治療について述べる．医療機関では薬物療法のほか，コメド（面皰（めんぽう））圧出，ケミカルピーリング，イオン導入，フォトフェイシャル，各種レーザー治療などを選択あるいは組み合わせて治療を行う．また，漢方薬による治療も行われている．

発症機序に基づいて，薬物療法を中心とした治療法を以下に示す．

a. 毛孔の閉塞（毛孔角化亢進）

- 外用薬（アダパレン，過酸化ベンゾイル，レチノイド，角質溶解剤），内服薬（ビタミン A），ケミカルピーリング

b. 皮脂の貯留

- 洗浄剤（ニキビ用石鹸），コメド（面皰）圧出，ケミカルピーリング

c. 皮脂分泌増加

- 外用薬（レチノイド），内服薬（ビタミン B_2，ビタミン B_6）

d. ホルモン異常

- 内服薬（経口避妊薬，スピノロラクトン）

e. アクネ菌・表皮ブドウ球菌

- 外用薬（過酸化ベンゾイル，ナジフロキサシン，クリンダマイシン，オゼ

6 皮膚疾患と美容

ノキサシン)，内服薬（テトラサイクリン系，ニューマクロライド系)，ケミカルピーリング

f. ニキビ痕

・外用薬（保湿剤)，内服薬（トラニラスト，ビタミンC，副腎皮質ステロイド)，注射薬（副腎皮質ステロイド)，レーザー療法，フォトフェイシャル，ケミカルピーリング（ビタミンCのイオン導入併用が効果的)

5 ニキビのスキンケア

ニキビのスキンケアで大切なことは，ニキビができにくい肌環境に整えることである．つまり，肌を清潔にし（洗浄)，潤いを与え（保湿)，紫外線から守り（遮光)，美しく装う（メイク）ことである．ニキビのスキンケアで使用する化粧品は，ニキビができにくいことを確認してある**ノンコメドジェニックテスト済み**との記載があるものを選ぶ．さらに，ニキビの原因となるアクネ菌・皮脂・毛穴の詰まりなどを考慮したニキビ用化粧品も市販されている．しかし，どのような化粧品も自己流の使い方では十分な効果が得られないので，使用する手順や使用量などを守ることも大切である．

a. 洗浄のスキンケア

ニキビ肌のスキンケアの基本は洗浄である．過剰な皮脂や洗い残した化粧品などは，刺激の少ない固形石鹸をぬるめのお湯と泡立てネットで泡立てて，やさしく洗うことが大切である．皮脂の多いニキビ肌だからといって，洗浄力の高い洗顔料で過剰に皮脂を取りすぎると，肌のバリアを壊すだけでなく，さらに皮脂の分泌を促しかねない．ニキビ肌でも洗顔は1日2回が適当とされている．

b. 保湿のスキンケア

皮脂の多いニキビ肌でも保湿が大切である．適度な保湿をすることで肌環境が整い，過剰な皮脂もコントロールできる．また，ニキビ痕にも効果的である．

ノンコメドジェニックテスト済みで，アクネ菌の栄養源になりにくい成分を使用している保湿剤を使うとよい．

c. 遮光のスキンケア

ニキビ肌でも遮光のスキンケアは大切である．紫外線が肌を痛め，ニキビ肌のリスクとなる．ニキビによる炎症があると，紫外線が色素沈着やニキビ痕などの原因をつくることも多い．また，日焼けにより肌のターンオーバーが亢進すると肌が乾燥し，皮脂の過剰分泌を招き，新たなニキビが生じる可能性もある．

日焼け止めは，紫外線散乱剤を用いたものや，ウォータープルーフ加工のないもの，オイルフリーのものを選ぶとよい．ウォータープルーフタイプや油分の入っているものは，毛穴詰まりや新たなニキビの原因となる可能性がある．

d. スキンケアとしてのメイク

メイクは毛穴の詰まりを生じ，ニキビ肌にはよくないと思っている皮膚科医がいまだに多い．しかし，メイクはニキビやニキビ痕を目立たなくさせ，ストレスを軽減させるだけでなく，肌を乾燥や紫外線などの刺激から守る効果もある．また，ニキビをさわったり，つぶしたりしなくなるという効果も期待できる．メイクアップ化粧品はニキビ肌向けの低刺激性のものを選択するとよい．

6 ニキビの生活指導

ニキビをただちに治す魔法の治療法はなく，長く付き合うことを理解してもらうことが大切である．そのため，セルフケアの重要性を説明し，スキンケアや生活改善の効果を実感できるようなアドバイスが求められる．以下に，生活指導のポイントをあげる．

① ストレスのない規則正しい生活を心がける．
② 睡眠を十分にとる．
③ バランスのとれた食事（1日30品目）を目ざす．
④ 酒，タバコはニキビを悪化させるので控える．
⑤ 毎日ぬるめの湯船にゆっくり浸かる．

⑥ 髪が肌にふれるとニキビができやすいので，注意する．
⑦ ニキビをさわったり，つぶしたりしない．
⑧ 正しいスキンケアを心がける．
⑨ ニキビが増悪したら，生活を見直して休養をとり，治療する．

6 | 加齢に伴う皮膚疾患

1 老人性白斑

体幹・四肢などに散発的に生じる，ほぼ円形で点状から粟粒大の小さな白い斑点を老人性白斑という．誰にでも生じるものだが，早い人では 30 代からみられ，50 代では 70%程度の人にみられるとされる．

加齢によりメラニン色素をうまくつくれなくなり，色素が抜けたものである．治療法はいまだに確立していない．

2 老人性色素斑（日光黒子）

老人性色素斑は，**日光黒子**や**日光性色素斑**，**老人性黒子**，**日光性黒子**などさまざまな名前で呼ばれる．顔や手の甲など，日によく当たる部分にできやすいシミで，40 代以降に目立ってくる．ソバカスのように小さなものから親指大の大きなものまでいろいろである．メラノーマなどの可能性を捨てきれない場合には，生検して確かめる．

日焼け後にすぐシミになるわけではなく，長年の紫外線による肌へのダメージが徐々に肌に蓄積されて，シミとなって現れる．つまり，若いときからの UV ケアが大切である．気になるときは，レーザーや外用薬での治療を行う．

3 老人性疣贅（脂漏性角化症）

老人性疣贅は，**脂漏性角化症**とも呼ばれ，30 代以降に手のひらと足の裏を除く全身のどこにでも生じ，特に顔面，頭部，前胸部，背部によくみられる．褐色や黒色調で表皮が厚く盛り上がり，形はいぼのようなもの，ドーム状などさまざまで，日光黒子に合併することも多い．加齢や遺伝などが関与するとされている．良性腫瘍の一種だが，悪性腫瘍の可能性を捨てきれない場合には生検して確かめる．一般的には放置しても問題ないが，皮膚科専門医では液体窒素による冷凍療法も行われている．

4 老人性血管腫

老人性血管腫はルビースポットやチェリースポットとも呼ばれ，30 代以降に体幹部，ときに口唇や耳たぶ，顔面に生じる．数ミリ程度の大きさで，ルビーのような鮮紅色をしており，ほとんどは平らで，わずかに隆起しているものもある．これは毛細血管が拡張・増殖したもので，老人性疣贅と同様に加齢や遺伝などが関与するとされている．放置しても問題ないが，気になればレーザー治療を行う．

5 日光角化症（老人性角化腫）

日光角化症は**メラノーマ**と**基底細胞癌**を除く皮膚癌（**扁平上皮癌**や**有棘細胞癌**など）の**前癌病変**である．慢性の日光曝露により誘発される皮膚病変であり，日光に当たりやすい顔面，耳介，前腕，手背部の皮膚に好発する．紅桃色または皮膚色を呈する平坦な角化を伴う数 mm から最大でも 2 cm 程度の，表面がざらざらした斑状病変である．臨床的な診断は難しいため，生検して診断を確定する．

高齢者に多い皮膚病変だが，医療機関を受診する機会は多くない．しかし，日光角化症の進行は遅いが，前癌状態であるため，皮膚科専門医のチェックが必要である．治療は液体窒素による冷凍療法単独，あるいは外用薬（イミキモド）との併用で行われている．

6 首いぼ（アクロコルドン，スキンタッグ）

30 代以降の首などに多発する小さないぼを，総称して首いぼと呼ぶ．多くは皮膚色～淡褐色で，1～2 mm のやわらかい良性腫瘍（軟性線維腫）である．平らな円形で少し盛り上がったものを**アクロコルドン**，有茎性のものを**スキンタッグ**と呼ぶ．体幹などに生じるより大きなものを**軟性線維腫**，さらに大きく垂れ下がるようなものを**懸垂性軟性線維腫**と呼ぶ．

原因は加齢や遺伝などのほか，摩擦などの物理的刺激や日光曝露などとされているが，詳細は不明である．良性腫瘍のため，放置しても問題はないが，美容上の問題や有茎性のスキンタッグが衣服や装飾品で引っかかる場合は，皮膚科専門医で治療を行う．

7 皮膚感染症

感染症とは，病原体（病気を起こす微生物）が体に侵入して，症状が出る病気のことをいう．病原体は大きさや構造によってウイルス，細菌，真菌，寄生虫などに分類される．

病原体が体に侵入しても，症状が現れる場合と現れない場合があり，感染症となるかどうかは，病原体の感染力と体の抵抗力とのバランスで決まる．

美容師やエステティシャンなどが仕事の現場で自身から顧客に感染させる危険性もあれば，逆に顧客から感染する危険性もありうる．ここでは，皮膚にふれることの多い仕事に従事する上で知っておくべき皮膚感染症について述べる．

1 感染しやすい皮膚感染症

a. 口唇ヘルペス（単純ヘルペス）

単純ヘルペスウイルス（HSV）による皮膚感染症で，口の周り，鼻の穴の周り，外陰部など皮膚と皮膚粘膜境界部に，赤味を帯びた小水疱が群がって発生し，軽いかゆみと少しの痛みを伴う．初感染の症状は強いが，再発の症状は軽微である．しかし，アトピー性皮膚炎患者で顔や首の全体に皮膚炎が生じているところにHSVが感染すると，顔や首の全体の皮膚に小水疱が多発する．これをカポジ水痘様発疹症（ヘルペス性湿疹）という．

口唇ヘルペスは，一般に1週間程度で治癒するが，再発することが特徴である．再発の誘因は発熱，胃腸障害，紫外線，月経，精神的ストレスなどである．多くの人は免疫をもっているため感染しにくいが，免疫をもたない人には感染するので，注意が必要である．発症早期に抗ウイルス薬の内服を行い，治療する．

b. 水ぼうそう（水痘（すいとう））

水痘・帯状疱疹（たいじょうほうしん）ウイルスによる感染症で，感染症法の5類感染症に指定されている．免疫がない人が感染すると，2週間程度の潜伏期間後，全身に直径3〜5 mm程度の**丘疹**（盛り上がった赤い発疹）が出現する．成人の場合，発疹出現前から発熱と全身倦怠感を伴うことがあり，重症になることが多い．空気感染や飛沫感染，接触感染により広がり，同一フロアにいるだけで感染するほど強い感染力をもち，以前は小児の代表的な感染症であった．しかし，2014年10月1日から水痘ワクチンが1歳児全員の定期接種となり，翌年からは流行がなくなっている．ときに海外出張などで感染し，帰国後発症する成人の水痘がみられることがある．

c. いぼ（疣贅）

ヒトパピローマウイルス感染によりできるいぼには，一般的な手足や顔にできる**尋常性疣贅**，足の裏にできる**足底疣贅**，顔を中心にできる**扁平疣贅**があり，一般的にはかゆみや痛みなどの自覚症状はない．

尋常性疣贅は一般的ないぼで潜伏期間があり，感染してから1〜6ヵ月ほどでいぼとなって現れる．不用意にさわると感染して自身の中で広がるだけでなく，他人にも感染するので，早期の正しい治療が必要になる．液体窒素による冷凍療法が確実で一般的である．

足底疣贅は常に踏みつけている場所のため難治性である．治療法は尋常性疣贅と同じである．

扁平疣贅は青年性扁平疣贅とも呼ばれるように，若い女性に多くみられ，顔を中心にやや隆起した扁平な皮膚色～淡褐色のいぼができる．自覚症状がなく，淡褐色をしていることからソバカスやニキビと間違えることもある．治りにくく，液体窒素療法では処置後に色素沈着を起こすため，禁忌である．漢方薬の**ヨクイニン**の内服を長期に行う．

d. 白癬（はくせん）（みずむし，しらくも，たむし，いんきん）

白癬菌と呼ばれるカビの一種が感染して起きる皮膚病を総称して**白癬**という．その多くが角層，毛髪，爪などの角質（ケラチン）に白癬菌が寄生するもので，発生部位，症状によって，しらくも（**頭部白癬**），たむし（**体部白癬**），いんきん（**股部白癬**），みずむし（**足白癬**，**爪白癬**）などに区別される．

毛髪に感染する頭部白癬は 10 歳以下の小児に多くみられるが，近年は高齢者にもみられるようになってきた．頭部に鱗屑（フケ）が付着した比較的境界のはっきりした不完全な脱毛局面となり，残っている毛も簡単に抜けたり切れたりする．毛髪が切れて短い毛の切れ端が残ることによって，黒い点状の模様がみられるのも特徴のひとつである．重症化したものは**ケルズス禿瘡（とくそう）**と呼ばれ，頭皮に痛みや浮腫性紅斑，水疱，膿が現れることがあるので，皮膚科専門医の受診が必要である．

e. 疥癬（かいせん）

ヒゼンダニの寄生による皮膚感染症で，通常疥癬と角化型疥癬に大別される．

通常疥癬は体幹四肢に散発的に赤く小さな丘疹が，手足の末梢部（特に指間）には線状の皮疹が，さらに外陰部には小豆大の結節がみられ，大変強いかゆみを伴うのが特徴である．

角化型疥癬は重症の疥癬で，手足や臀部，肘，膝などに，灰色～黄白色でざらざらした厚いアカ（角質）がカキ殻のように付着する．通常疥癬と異なり，かゆみがない場合もある．原因であるヒゼンダニの感染数は通常疥癬で千個体程度であるが，角化型疥癬では 100 万～200 万個体に達する．このため，角化型疥癬の感染力はきわめて強く，拡大を防ぐには早期発見と早期治療が重要である．治療法はどちらの型も駆虫薬であるイベルメクチンの内服が一般的である．

2 大人では感染しにくい皮膚感染症

小児は皮膚のバリア機能が未熟のため，さまざまな皮膚感染症になりやすいが，大人になるとバリア機能が強くなり，免疫力もつき感染しにくくなる．ただし，生活習慣などで皮膚バリアがこわれ続けたり，免疫力が低下したりすると，小児同様に感染するリスクは高くなる．ここでは一般に大人では感染しにくい皮膚感染症を取り上げる．

a. 水いぼ（伝染性軟属腫）

伝染性軟属腫ウイルスによる皮膚感染症で，皮膚と同様の色の 1〜5 mm 程度の隆起が多数生じる．隆起は水が入っているような光沢のあるやわらかいいぼで，痛みやかゆみはない．大きくなるといぼの中心が臍のように凹む中央臍窩ができるのも特徴であるが，1 cm を超えることはほぼない．潜伏期間は数ヵ月ほどで，水いぼがつぶれ，ウイルスが自分や他人の皮膚の傷や毛穴に接触することで感染する．皮膚の接触，タオルやプールのビート板の共用などで感染するので，注意が必要である．

皮膚バリアが弱い 7 歳くらいまでの幼小児は特に感染しやすい．治療は，皮膚科ではペンレス® テープによる麻酔後，ピンセットで摘み取るのが一般的である．

b. とびひ（伝染性膿痂疹）

主に黄色ブドウ球菌による細菌性皮膚感染症で，湿疹や虫刺され，あせもなどをかきこわした部位に細菌が感染し，エンドウ豆大の薄い水疱が生じ，そこから「飛び火」するかのように周辺や離れた場所に次々と症状が広がる．溶血性レンサ球菌によるものは痂皮（かひ）（カサブタ）を伴うことが多い．

皮膚バリアが弱い 7 歳くらいまでの幼小児は特に感染しやすい．治療には，抗菌薬の内服・外用が必要である．

3 ほとんど感染しない皮膚感染症

a. 帯状疱疹

水痘・帯状疱疹ウイルスによる感染症で，水痘感染の既往がなければ発症しない．身体の左右どちらかの末梢神経の走行に沿って，痛みを伴う疱疹（小水疱の集簇）がいくつもできるのが特徴で，頭のてっぺんから足の先までどこの部位にもできる．

水痘のようにウイルス血漿にはならず，ほとんどの人が免疫をもっているので，帯状疱疹から水痘感染を引き起こす可能性はほぼない．また，帯状疱疹から帯状疱疹として他人に感染させることもない．治療は抗ウイルス薬の内服である．ただし，60 歳以上の高齢者は末梢神経がもろく，後遺症としての神経痛が半年から 1 年以上残る可能性があるため，皮膚科専門医の受診が必要である．

b. 面疔（めんちょう）（毛嚢炎）

顔の毛包または脂腺に，黄色ブドウ球菌などの化膿菌が感染してできる急性の「おでき」の一種である．顔でも額，鼻，口の周りに好発し，発赤・腫脹して頂点に膿栓をもち，痛みを伴い，発熱することがある．抗菌薬のない時代には，細菌感染が拡大し，敗血症などで死亡する場合もあった．無理につぶすようなことはせず，皮膚科専門医の受診が必要である．

c. 皮膚カンジダ症

カンジダ菌というカビの一種が皮膚表面に感染して起こる皮膚病を総称して皮膚カンジダ症という．水仕事が多い人の指間や爪，爪囲あるいは皮膚がこすれやすいわきや乳房下，股間などの部分，おむつが当たる部分などに湿疹（紅斑やびらんなど）が生じる．

カンジダ菌は，もともと人の口腔内や消化管に生息している常在菌で，普段は害を及ぼすことはない．局所が湿気や熱を帯びたり，全身の抵抗力が弱まったり，抗菌薬を多用したり，副腎皮質ホルモンを連用したりすると発症する．治療は抗真菌薬の外用である．皮膚が濡れていると発症しやすいので，皮膚をよく乾かしておくことが大切である．

d. 癜風(でんぷう)

癜風菌というカビの一種が皮膚表面に感染して起きる皮膚感染症で，胸や背中，わきの下など，よく汗をかく部分に無症状の細かい鱗屑を伴う淡褐色斑（黒色癜風）あるいは脱色素斑（白色癜風）が多発する．癜風菌は皮膚常在菌として存在しており，ほとんどの人は発症せず無害で，人から人への感染性はないと考えられている．特に 20 歳前後の汗かきの人に発症しやすい．治療は抗真菌薬がよく効く．皮膚を清潔に保ち，高温や多湿，多汗をさけることが大切である．

Section 7

美容皮膚科治療の最新知識

美容皮膚科における施術にはさまざまなものがあり，新しい施術法が続々と開発され，施術機器も年々バージョンアップされている．美容皮膚科の新しい施術法や新しい美容機器の宣伝がネットで花盛りである．ここでは，美容皮膚科に関心のある医師と，美容師，理容師やエステ関係の仕事をされている方々の入門編として，現在行われている代表的な治療法や施術方法について簡単に述べてみたい．

1 レーザー治療

レーザー（laser）とは，Light Amplification by Stimulated Emission of Radiation（誘導放出による光の増幅）の頭文字をひろってつくられた言葉である．レーザー治療とは，レーザー発生機器を用いた治療をいう．レーザーは光の増幅を起こさせるもので，熱エネルギーが非常に高く，皮膚に対して熱作用を及ぼす．レーザー光は波長によってメラニン色素や血液へモグロビンなどに対する吸収率が異なる．したがって，周りの細胞や組織には障害を与えることなく，標的となる部分だけに熱エネルギーを集中させることが可能となることから，あざやシミなど，皮膚の色素異常を破壊するのには大変便利な治療法である．使用法さえ誤らなければ，レーザーそのものの安全性は高く，紫外線のように皮膚を癌化することはないと考えられている．

皮膚科や美容皮膚科におけるレーザーの応用範囲は広く，メラニン系や血管系のアザ（母斑），良性および悪性腫瘍，レーザーピーリング，シワ取り，脱毛など多岐にわたる．

レーザー機器はそれぞれに特性があり，色素レーザー，Q スイッチルビーレーザー，Q スイッチアレキサンドライトレーザー，ダイオードレーザー，ロングパルスYAGレーザー，ピコレーザーなどを，それぞれの目的に合わせて使い分けて用いられている．

例えば，シミを一瞬で消す魔法の光のように誤解されていたりもするが，レーザーは魔法の治療法ではない．色素異常の種類によっては完全に色を消せない場合もある．肝斑に対してのレーザー治療は，むしろ悪化するため禁忌とされるが，老人性色素斑や脂漏性角化症（老人性疣贅），太田母斑，刺青などには有効である．

レーザー治療はメスを使わないとはいえ，皮膚に大きな熱エネルギーを加える外科的な処置であることに変わりはなく，使用経験や機器の選定，診断などが未熟であれば，瘢痕形成や色素沈着が残るなどのリスクも伴う．治療を行う場合は，医師と患者が十分に話し合い，納得した上で始めるべきだろう．

2 フォトフェイシャル

フォトフェイシャルとは，医療機関だけでなくエステティックサロンでも行われている施術で，顔全体にIPL（インテンス・パルス・ライト）を当てることで美容効果を得るフェイシャルメニューのひとつである．

IPLとは，幅広い波長（500 mm～1,200 nm）をもつカメラのフラッシュのようなやさしい光で，有害な紫外線をカットする．メラニン色素に反応する性質から，シミの改善・予防効果，コラーゲンの生成などに関わる真皮線維芽細胞の活性化効果，皮膚のターンオーバーの正常化効果などが知られている．また，弱い脱毛効果もあるといわれ，「光脱毛」の名前で施術されている．

IPL機器は，レーザー機器のように病変局所に照射するのではなく，肌全体にフラッシュを浴びせるように照射していくので，「フラッシュランプ」ともいわれている．また，レーザー機器と異なり，ひとつの機器だけでシミ，ソバカス，くすみや赤ら顔，小ジワ，ニキビ痕，赤み，ハリ感などを同時に改善することができるとされている．

レーザー光と比べやさしい光ではあるが，注意を守らないとトラブルも発生するので，十分な知識と技術を持ち合わせることが大切である．

3 注入・注射治療（フィラー）

フィラーとは「詰め物」という意味だが，美容医療業界においてはヒアルロン酸などの注入系の施術全般をさすことが多い．現在よく用いられているフィラーにはヒアルロン酸，ボツリヌス毒素などがあり，ヒアルロン酸が出る前によく用いられていたコラーゲンもフィラーのひとつである．

フィラーはシワの改善や皮膚のボリュームアップが期待できるため，顔の頬や鼻，あご，額の形成，豊胸，皮膚の若返りなどさまざまな用途で使用されている．時間の経過とともに徐々に吸収されるため，持続期間に限りがあるものの，短いダウンタイムで比較的リーズナブルに施術が受けられるというメリットがある．

フィラーは手軽に受けられる方法ではあるが，誤って注入剤が血管内に入ると血流障害を引き起こして皮膚壊死につながることや，フィラー成分のアレルギー反応などのリスクがあることも理解しておくべきである．

4 ケミカルピーリング

ピーリングとは，「はぐ」という意味をもつ動詞「ピール peel」からきている言葉で，皮膚の表面を一定の深さまではがすことである．なかでも，化学物質を皮膚に塗って行うものをケミカルピーリング（chemical peeling），あるいはケミカルピールという．

欧米ではサリチル酸，トリクロロ酢酸（TCA），フェノールなどがピーリングに使われていたが，黄色人種である日本人には色素沈着や瘢痕などの合併症を起こす危険性が高く，一部の美容クリニックでしか行われていなかった．1990 年代から安全性の高いグリコール酸を主とするα - ヒドロキシ酸（AHA）やサリチル酸（マクロゴール基剤）によるケミカルピーリングが開発され，急速に普及した．

ケミカルピーリングの効果として，下記のようなものがあげられる．

① 表皮の健常化（表皮細胞層の増加，角層の平坦化）

② 真皮の肥厚，柔軟化（真皮の線維や基質成分の産生促進）

③ メラニン顆粒の減少（表皮ターンオーバーの亢進）

④ 毛孔開放（角栓と皮脂の除去）

また，ケミカルピーリングは下記のような目的で行われている．

① ニキビの予防と治療

② ニキビ痕の改善

③ 脂性肌（毛孔開大）の改善

④ 皮膚の若返り（シミ，くすみ，小ジワの改善）

⑤ 肌を整え，化粧のりをよくする

ケミカルピーリング時に，皮膚の表面に亀裂や損傷があるとピーリング剤が深く浸透してしまい，思いもよらない強い反応が出ることがあるため，湿疹・皮膚炎がある場合や剃毛・除毛直後の施術は控える．ピーリング後は皮膚表面がはがれ，皮膚のバリアが薄くなっているので，保湿と遮光を徹底し，**炎症後色素沈着**（PIH）を予防する必要がある．

ニキビ治療，ニキビ痕やシミ，シワの治療は医療であり，これらを目的とするケミカルピーリングは医療として行われている．

エステティックサロンなどでは肌を整え，化粧のりをよくする美容目的で，低濃度の AHA を用いたごく表層のケミカルピーリングが行われている．

5 トレチノイン療法

トレチノイン療法とは，医療機関で行うビタミン A 誘導体（レチノイド）のひとつであるトレチノイン外用薬を使用した治療法で，ニキビやニキビ痕，シミ，シワなどに効果がある．トレチノインは，アメリカでは 1960 年代からニキビ治療薬として用いられており，その後は光老化皮膚（シミやシワ）治療薬としても認可されている．日本では 2008 年からトレチノインよりも皮膚刺激の少ないビタミン A 誘導体のアダパレン（外用薬）がニキビ治療薬として認可されている．

ビタミン A 誘導体（レチノイド）には，トレチノインをはじめレチノール（ビタミン A），レチナール，レチノイン酸（ビタミン A 酸）など，さまざまな種類の化合物がある．

トレチノインはレチノール（ビタミンA）の約10倍の薬理作用をもつとされ，医療機関でのみ使用できる薬剤で，院内製剤として使用されている．トレチノインが皮膚に及ぼす作用には，表皮角化細胞の増殖促進，ターンオーバー促進，真皮内でのコラーゲン産生促進などがある．

ちなみに，日本で化粧品やOTC薬に配合されているビタミンA誘導体（レチノイド）は，レチノール（ビタミンA），酢酸レチノール，パルミチン酸レチノールなど薬理作用の弱いものである．

6 タラソテラピー（海洋療法）

タラソテラピーとは，ギリシャ語のタラサ（海）とフランス語のセラピー（療法）からなる造語で，日本では海洋療法とも呼ばれている．海辺にいると心が安らぎ，潮風を吸い込むと爽やかな気分になるだけでなく，海辺の空気はマイナスイオンに富み，病原微生物も内陸に比べて少ないため，各種のリハビリ療養には最適である．このような海洋気候の環境下で海水や海藻，海泥などを用いて行う自然療法がタラソテラピーであり，基本は海水に浸かることである．

わが国の海辺のホテルや施設などではリラクゼーション目的でタラソテラピーが行われることが多く，都市部のエステティックサロンでは海水や海藻，海泥を使ったエステティック（タラソエステティック）も行われている．

7 アロマテラピー（芳香療法）

植物の香りは私たちを楽しませてくれるだけでなく，精神に安らぎを与えたり，逆に高揚させたり，自然治癒力を高めたり，ストレスによる緊張をほぐしたりといった心と身体を癒す作用がある．アロマテラピー（芳香療法）とは，ヨーロッパでは古くから行われてきた自然治癒力を引き出す，植物の香りを利用した自然療法である．

アロマテラピーには，植物の香りとして精油（エッセンシャルオイル）を用いる．精油は植物の花や葉，果皮，果実，根，種子，樹皮，樹脂などから抽出した天然の素材で，有効成分を高濃度に含有した揮発性の芳香物質であり，各植物によって特有の香りと機能を併せもつ．精油は高濃度のため，基材で安全な濃度に希釈して使用するのが原則である．希釈する基材は，ベースオイル（キャリアオイル）と呼ばれる植物油やエタノール，ミツロウ，グリセリン，蜂蜜などさまざまで，これらを用途に合わせて用いる．

アロマテラピーには，香りを室内に拡散させる芳香浴やお風呂に精油を入れて沐浴する方法，蒸気を用いて吸入する方法，精油を植物油で希釈したトリートメントオイルを身体や顔に塗布するボディートリートメントならびにフェイストリートメントなどがある．

天然素材の精油や基材を用いることから，接触皮膚炎などの皮膚トラブルには十分な注意が必要である．

8 医療アートメイク

アートメイクとは，表皮から 1〜2 mm のところに医療用の針で色素を注入し，着色する施術である．ごく浅い部分に色を入れるため，「刺青」とは区別される．汗をかいても洗っても落ちないので，眉毛が薄い，うまく描けない，メイクを手早くしたいなどのニーズに応える．皮膚の新陳代謝により個人差はあるが，1 年〜数年かけて薄くなる．眉毛以外にも，上下のアイラインや唇に施術される．

最近では美容目的だけでなく，乳癌の手術で切除した乳頭や乳輪を色素形成によって再建したり，口唇口蓋裂の手術後の唇の色を再形成したりする医療アートメイクも行われている．以前は，エステサロンや美容院などで施術されていたが，現在はアートメイクが医療行為とみなされ，医師または看護師などの医療有資格者が行うことと定められている．

9 アピアランスケア

アピアランスケアとは，癌の治療に伴う外見の変化に対応する，さまざまな治療や施術，化粧法の総称である．薬物療法などによって起こった毛髪や眉毛・まつ毛の脱毛，皮膚の黒ずみなどの色素異常，爪の変形などをカモフラージュする．眉毛のアートメイクや皮膚の色や傷をカバーするメディカルメイク，もろくなった爪を保護するネイルケアなども行われるようになった．

アピアランスケアによって外見のコンプレックスをなくすことで，病気と治療による患者のストレスが緩和し，気持ちが明るく前向きになる効果があるとされている．

Section

8 化粧品の基礎知識

化粧品は，現代人が健康で文化的な生活を営む上で必要不可欠なものとなっている．しかし，化粧品は人の皮膚や毛髪に直接ふれる上，長期にわたって連用されるものが多く，保健衛生上も重要な影響を及ぼす可能性があることから，医薬品などとともに薬機法（旧・薬事法）によって規制されており，その成分や品質に基づく有効性および安全性が確保されている．**香粧品**という言葉もよく目にするが，もともとは香料・化粧品の業界用語であり，「香りの製品と化粧品」からの造語であるといわれている．現在では化粧品とほぼ同義語として用いられている．

1 化粧品とは

薬機法の第二条第 3 項では，化粧品を次のように定義している．

化粧品とは，「人の身体を清潔にし，美化し，魅力を増し，容貌を変え，または，皮膚もしくは毛髪をすこやかに保つために，身体に塗擦，散布そのほかこれらに類似する方法で使用されることが目的とされている物で，人体に対する作用が緩和なもの」をいう．

この中で特に注目すべき点は，「人体に対する作用が緩和なもの」という規定である．化粧品は長期にわたって連用するものであるから，皮膚に対する作用は穏やかでなければならない．つまり，疾患の治療を目的とする医薬品とは性質が異なるものであるという化粧品のあり方を，法的に明示したものといえる．

この定義によれば，身体を清潔にする目的で使用される石鹸や歯磨きの多くは化粧品として取り扱うことになる．逆に，化粧品と捉えられがちなパーマネント・ウェーブ用剤，染毛剤などは，毛髪に損傷を与えるほど強い作用をもっていることから，薬機法上は後述する医薬部外品として取り扱われており，社会通念上取り扱われている化粧品とは定義上，異なる．

2 化粧品の種類

化粧品はおおむね**表 8-1**のように分類され，それぞれ一定範囲内の効能が認められている．

化粧品は使用法の違いにかかわらず，「化粧品」と「薬用化粧品」に分類され，1995 年 7 月 21 日改正の薬機法では「化粧品」は化粧品に，「薬用化粧品」は次に述べる医薬部外品に分類されている．

3 医薬部外品とは

医薬部外品とは，薬機法によって定められた医薬品と化粧品の中間にあたる製品で，薬用化粧品や制汗剤，育毛剤などのほか，指定医薬部外品として一部のビタミン剤・整腸剤・のど清涼剤などがある．医薬部外品として分類されるには，人体への改善効果はもっているものの作用が穏やかで，副作用の危険性がないことが条件である．医薬部外品は薬局だけでなく，コンビニやスーパーなど薬剤師がいない場所でも販売が可能である．

医薬部外品には薬用化粧品（薬用石鹸を含む）以外に，口中清涼剤，腋臭防止剤（制汗剤を含む），てんか粉類，育毛剤（養毛剤），除毛剤，染毛剤（脱色剤，脱染剤），パーマネント・ウェーブ用剤，衛生綿類，浴用剤，薬用歯磨き類，忌避剤（虫よけ薬），殺虫剤，殺そ剤，ソフトコンタクトレンズ用消毒剤がある（**表 8-2**）．

4 薬用化粧品とは

薬用化粧品とは，医薬部外品に分類される化粧品で，化粧品としての効果に加えて，肌荒れ・ニキビを防ぐ，美白，デオドラントなどの効果をもつ「有効成分」が配合されている．つまり，化粧品と薬用化粧品の大きな違いは有効成分の配合の有無による．「薬用化粧品」の場合は，容器や外箱に「医薬部外品」

表 8-1　化粧品の種類

種類	種類別名称	代わるべき名称
頭髪用化粧品	整髪料	ヘアオイル，椿油，スタイリング（料），セット（料），ブロー（料），ブラッシング（料），チック，ヘアスティック，ポマード，ヘアクリーム，ヘアソリッド，ヘアスプレー，ヘアラッカー，ヘアリキッド，ヘアウォーター，ヘアワックス，ヘアフォーム，ヘアジェル
	養毛料	トニック，ヘアローション，ヘアトリートメント，ヘアコンディショナー，ヘアパック
	頭皮料	頭皮用トリートメント
	毛髪着色料	染毛料，ヘアカラースプレー，ヘアカラースチック，カラーリンス，ヘアマニュキュア
	洗髪料	シャンプー，洗髪粉
	ヘアリンス	リンス
	その他	髪油，香油，つや出し油，スキ油，びん付油
皮膚用化粧品	化粧水	スキンローション，柔軟化粧水，収れん化粧水
	化粧液	保湿液，美容液
	クリーム	油性クリーム，中油性クリーム，弱油性クリーム
	乳　液	ミルクローション，スキンミルク
	日焼け（用） 日焼け止め（用）	
	洗浄料	洗顔（料）*，クレンジング，洗粉，クレンザー，メークアップリムーバー，メーク落とし，フェイシャルソープボディシャンプー，ボディソープ，ハンドソープ
皮膚用化粧品	ひげそり（用） むだ毛そり（用）	プレシェービング，アフターシェービング
	フェイシャルリンス	
	パック	マスク
	化粧用油**	オリーブ油，スキンオイル，ベビーオイル
	ボディリンス	
	マッサージ（料）	

表 8-1 のつづき

種類	種類別名称	代わるべき名称
仕上用化粧品	ファンデーション	フェースカラー，コンシーラー
	化粧下地	メークアップベース，プレメークアップ
	おしろい	フェースパウダー
	口　紅	リップスティック，リップルージュ，リップカラー，リップペンシル，練紅，リップグロス，リップライナー
	アイメークアップ	アイシャドウ，アイカラー，アイライナー，眉墨，アイブローペンシル，アイブローブラッシュ，マスカラ，まつげ化粧料
	頬化粧料	頬紅，チークカラー，チークルージュ
	ボディメークアップ	
	その他	練パウダー，ダスティングパウダー
香水・オーデコロン	香　水	パルファン
	オーデコロン	コロン，フレッシュコロン，パルファンドトワレ，パフュームコロン，オードトワレ，オードパルファン，香気
その他	浴用化粧料	バスソルト，バスオイル，バブルバス，フォームバス
	爪化粧料	ネイルエナメル，マニキュア，ネイルカラー，ネイルポリッシュ，ペディキュア，ネイルラッカー，ネイルクリーム，除光液，トップコート，ベースコート，エナメルうすめ液，ネイルエッセンス
	ボディパウダー	タルカムパウダー，バスパウダー，パフュームパウダー，ベビーパウダー，天瓜粉
	その他	ベビー化粧料

＊：「洗顔（料）」とは，主として顔を洗浄することを目的としたものをいう．

＊＊：「化粧用油」は，椿油のように整髪に使われるものは除き，皮膚用に使用するもののみをいう．

（化粧品の表示に関する公正競争規約施行規則 別表 /［種類別名称］，「公正取引協議会が認めた名称」）

表 8-2　医薬部外品の効能・効果の範囲

医薬部外品の種類	使用目的の範囲	効能または効果の範囲
1. 口中清涼剤	吐き気その他の不快感の防止を目的とする内服剤である.	溜飲，悪心・嘔吐，乗物酔い，二日酔い，宿酔，めまい，口臭，胸つかえ，気分不快，暑気あたり.
2. 腋臭防止剤	体臭の防止を目的とする外用剤である.	わきが（腋臭），皮膚汗臭，制汗.
3. てんか粉類	あせも，ただれなどの防止を目的とする外用剤である.	あせも，おしめ（おむつ）カブレ，ただれ，股ずれ，カミソリまけ.
4. 育毛剤（養毛剤）	脱毛の防止および育毛を目的とする外用剤である.	育毛，薄毛，かゆみ，脱毛の予防，毛生促進，発毛促進，ふけ，病後・産後の脱毛，養毛.
5. 除毛剤	除毛を目的とする外用剤である.	除毛.
6. 染毛剤（脱色剤，脱染剤）	毛髪の染色，脱色または脱染を目的とする外用剤である. 毛髪を単に物理的に染毛するものは医薬部外品には該当しない.	染毛，脱色，脱染.
7. パーマネント・ウエーブ用剤	毛髪のウエーブなどを目的とする外用剤である.	毛髪にウエーブをもたせ，保つ. くせ毛，ちぢれ毛またはウエーブ毛髪をのばし，保つ.
8. 衛生綿類	衛生上の用に共されることが目的とされている綿類（紙綿類を含む）である.	生理処理用品については生理処理用，清浄用綿類については乳児の皮膚・口腔の清浄・清拭または授乳時の乳首・乳房の清浄・清拭，目，局部，肛門の清浄・清拭.
9. 浴用剤	原則としてその使用法が浴槽中に投入して用いられる外用剤である（浴用石鹸は浴用剤には該当しない）.	あせも，荒れ性，いんきん，うちみ，肩のこり，くじき，神経痛，湿疹，しもやけ，痔，たむし，冷え性，水虫，ひぜん，かいせん，腰痛，リウマチ，疲労回復，ひび，あかぎれ，産前産後の冷え性，ニキビ.
10. 薬用化粧品（薬用石鹸を含む）	化粧品としての使用目的を合わせて有する化粧品類似の剤型の外用剤である.	表 8-3 参照.
11. 薬用歯磨き類	化粧品としての使用目的を有する通常の歯磨きと類似の剤型の外用剤である.	歯を白くする，口内を浄化する，口内を爽快にする，歯周炎（歯槽膿漏）の予防，歯肉炎の予防. 歯石の沈着を防ぐ. むし歯を防ぐ. むし歯の発生および進行の予防，口臭予防，タバコのヤニ除去.

表 8-2 のつづき

医薬部外品の種類	使用目的の範囲	効能または効果の範囲
12. 忌避剤	ハエ，蚊，ノミ，などの忌避を目的とする外用剤である.	蚊成虫，ブヨ，サシバエ，ノミ，イエダニ，ナンキンムシなどの忌避.
13. 殺虫剤	ハエ，蚊，ノミ，などの駆除または防止の目的を有するものである.	殺虫. ハエ，蚊，ノミなどの衛生害虫の駆除または防止.
14. 殺そ剤	ねずみの駆除または防止の目的を有するものである.	殺そ. ねずみの駆除，殺滅または防止.
15. ソフトコンタクトレンズ用消毒剤	ソフトコンタクトレンズの消毒を目的とするものである.	ソフトコンタクトレンズの消毒.

と表示されている.

「化粧品」は薬機法で全成分表示が義務付けられているが，「薬用化粧品」は日本化粧品工業連合会など業界団体の「自主基準」で成分表示をしているという違いがある.

薬用化粧品の効能・効果の範囲を**表 8-3** に示す.

5 機能性化粧品とは

機能性化粧品という言葉からは，「効果の高い化粧品」というイメージがあるが，実はわが国には，機能性化粧品というカテゴリーは薬機法上存在せず，その定義もない. 機能性化粧品の目指すところは，美白，抗老化（シワ，たるみ，ハリ低下，くすみの改善・解消など)，抗炎症（腫れ，赤み，かゆみ，敏感肌など）などと考えられる.

あえて，既存の薬用化粧品と一般の化粧品からこのような製品をあげるとすると，「薬用化粧品」の中では肌荒れ防止化粧品，育毛養毛剤，ニキビ用化粧品，制汗化粧品，美白化粧品，シワ改善化粧品などである.「化粧品」の中で機能性が期待される化粧品と呼べるものは，サンスクリーン剤，シワ・たるみ防止化粧品，美白化粧品（老化によるシミの改善を期待)，毛穴ケア化粧品などである.

表 8-3　薬用化粧品の効能・効果の範囲

種類	効能・効果
1. シャンプー	ふけ，かゆみを防ぐ． 毛髪・頭皮の汗臭を防ぐ．毛髪・頭皮を清浄にする． 毛髪・頭皮をすこやかに保つ． 毛髪をしなやかにする．｝二者択一
2. リンス	ふけ，かゆみを防ぐ． 毛髪・頭皮の汗臭を防ぐ．毛髪の水分・脂肪を補い保つ． 裂毛・切毛・枝毛を防ぐ． 毛髪・頭皮をすこやかに保つ． 毛髪をしなやかにする．｝二者択一
3. 化粧水	肌荒れ，荒れ性． あせも・しもやけ・ひび・あかぎれ・ニキビを防ぐ． 油性肌． カミソリまけを防ぐ． 日焼けによるシミ・ソバカスを防ぐ． 日焼け・雪焼け後のほてり． 肌をひきしめる．肌を清浄にする．肌を整える． 皮膚をすこやかに保つ．皮膚に潤いを与える．
4. クリーム，乳液，ハンドクリーム，化粧用油	肌荒れ，荒れ性． あせも・しもやけ・ひび・あかぎれ・ニキビを防ぐ． 油性肌． カミソリまけを防ぐ． 日焼けによるシミ・ソバカスを防ぐ． 日焼け・雪焼け後のほてり． 肌をひきしめる．肌を清浄にする．肌を整える． 皮膚をすこやかに保つ．皮膚に潤いを与える． 皮膚を保護する．皮膚の乾燥を防ぐ．
5. ひげそり用剤	カミソリまけを防ぐ． 皮膚を保護し，ひげをそりやすくする．
6. 日焼け止め剤	日焼け・雪焼けによる肌荒れを防ぐ． 日焼け・雪焼けを防ぐ． 日焼けによるシミ・ソバカスを防ぐ． 皮膚を保護する．
7. パック	肌荒れ，荒れ性．ニキビを防ぐ．油性肌． 日焼けによるシミ・ソバカスを防ぐ．日焼け・雪焼け後のほてり． 肌を滑らかにする．皮膚を清浄にする．
8. 薬用石鹸（洗顔料含）	＜殺菌剤主剤のもの＞ （消炎剤主剤をあわせて配合するものを含む） 皮膚の清浄・殺菌・消毒 体臭・汗臭およびニキビを防ぐ． ＜消炎剤主剤のもの＞ 皮膚の清浄，ニキビ・カミソリまけおよび肌荒れを防ぐ．

日本語索引

た

ち

つ

て

と

な

に

外国語索引

漆畑　修

1973 年　東邦大学医学部 卒業
1977 年　東邦大学大学院 医学研究科 終了（医学博士）
1985 年　東邦大学医学部 皮膚科学講座 講師
1989 年　東邦大学医学部 皮膚学講座 助教授
2005 年　東邦大学大橋病院 皮膚科部長・院長補佐
2007 年　東邦大学医学部 皮膚科学講座 客員教授
2007 年　医療法人社団アルテミデ 理事長，現在に至る
2007 年　宇野皮膚科医院 院長，現在に至る

医学博士・皮膚科専門医・温泉療法医・サプリメントアドバイザー

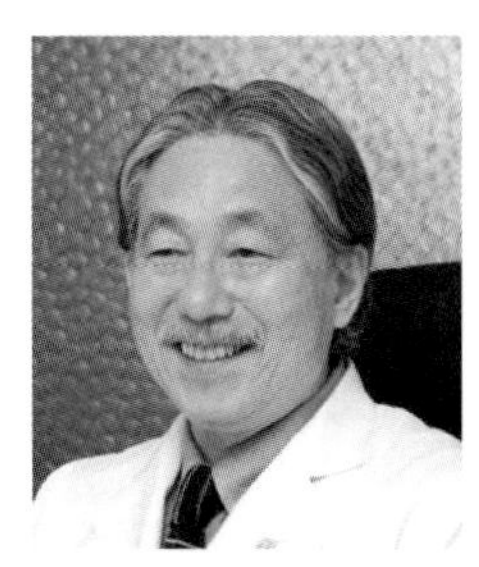

美容のヒフ科学

1965 年 8 月 10 日　1 版 1 刷
2010 年 5 月 1 日　9 版 1 刷
2012 年 8 月 20 日　3 刷
2021 年 4 月 15 日　10 版 1 刷
2023 年 8 月 10 日　2 刷

著　者　　改訂者
安田利顕（やすだ としあき）　漆畑　修（うるしばた おさむ）

発行者
株式会社 南山堂　代表者 鈴木幹太
〒113-0034　東京都文京区湯島 4-1-11
TEL 代表 03-5689-7850　www.nanzando.com

ISBN 978-4-525-78220-7